"私らしさ"を支えるための

高齢期作業療法 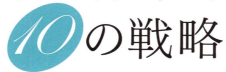10の戦略

村田和香

医学書院

著者略歴

村田 和香(むらた わか)

北海道大学大学院保健科学研究院生活機能学分野・教授.
北海道帯広市生まれ,札幌育ち.北海道大学医療技術短期大学部作業療法学科卒業.作業療法士として札幌市内の一般内科病院に勤務する.北海道教育大学大学院教育学研究科(修士課程),広島大学大学院医学系研究科(博士後期課程)修了.病院勤務時代,病気や障害を抱えた高齢者の強さとたくましさを実感.以後,人生のまとめの時期である高齢期を研究対象とし,作業療法の臨床実践,教育・研究のテーマとしている.

"私らしさ"を支えるための高齢期作業療法 10の戦略

|発　　行　2017年9月15日　第1版第1刷©
|著　者　　村田和香
|発行者　　株式会社　医学書院
　　　　　　代表取締役　金原　優
　　　　　　〒113-8719　東京都文京区本郷1-28-23
　　　　　　電話　03-3817-5600(社内案内)
|印刷・製本　永和印刷

本書の複製権・翻訳権・上映権・譲渡権・貸与権・公衆送信権(送信可能化権を含む)は株式会社医学書院が保有します.

ISBN978-4-260-03251-3

本書を無断で複製する行為(複写,スキャン,デジタルデータ化など)は,「私的使用のための複製」など著作権法上の限られた例外を除き禁じられています.大学,病院,診療所,企業などにおいて,業務上使用する目的(診療,研究活動を含む)で上記の行為を行うことは,その使用範囲が内部的であっても,私的使用には該当せず,違法です.また私的使用に該当する場合であっても,代行業者等の第三者に依頼して上記の行為を行うことは違法となります.

JCOPY 〈出版者著作権管理機構 委託出版物〉

本書の無断複製は著作権法上での例外を除き禁じられています.複製される場合は,そのつど事前に,出版者著作権管理機構(電話 03-3513-6969,FAX 03-3513-6979,info@jcopy.or.jp)の許諾を得てください.

序

　この本は，私の研究対象となってくれた高齢期の方々と担当作業療法士のみなさんの総勢53人のおかげでできあがったものです。彼女・彼らは作業療法の場面を惜しげもなく私に見せてくれましたし，私の質問に対して熱心に答えてくれました。その結果，老いと人生の意味，そして作業療法のあるべき姿について多くのことを学びました。私が理解しようとしていた老いの意味は，高齢期にある人が自分の作業の体験を通してとらえているものでした。作業を通して変化している自分を受け入れることもでき，変わらない自分の存在も感じていたことを知りました。

　このことを伝えたい，という思いが本書を書く動機ですが，その思いを強くしたのは"団塊の世代"の存在です。思えば，私が最初にあこがれたのはジュリーの頃の沢田研二でした。吉田拓郎の深夜放送は眠いのをこらえて聴いたものです。森田健作の熱さにやられ，松田優作の足の長さに驚きました。赤川次郎の三毛猫ホームズシリーズは読破しました。池田理代子の"ベルばら"にはまり，萩尾望都の作品を心待ちにしていました。この道を示してくれた恩師も支えてくれるパートナーも団塊の世代の人です。

　この団塊の世代の多くは，老年期なんてピンときていないですし，間違っても高齢者なんて呼ばれたくないし，実際呼ばれてもいない。そんな人たちがこれから先の人生をどのように送るのか，とても気になります。

　「これまでの老後」のイメージのままの高齢期作業療法では役に立たないと思います。なぜならそのニュアンスがこれまでと違ってきていると感じるからです。「これまでの老後」の感覚でとらえていては太刀打ちできない，作業療法を展開することは許されない，そのように思います。

人生90年時代となった老後のテーマには，自分らしさへのこだわり，「私らしく」があると感じています。私らしく生きるために，そして，私たち自身の老後のためにも，作業療法が団塊の世代のニーズに応えることを期待したい。そんな思いで書いています。

　2017年8月

村田和香

目次

はじめに 1

Part 1 作業療法10の戦略
作業療法士が行える44の具体的方法

Chapter 1 高齢期のクライエントを受容し尊重する　9
- 戦略 1　クライエントの文脈を理解する 11
- 戦略 2　ありのままを受け入れ尊重する 24

Chapter 2 作業の周到な準備と臨機応変な対処により，作業を成功に導く　35
- 戦略 3　作業が成功するように準備する 36
- 戦略 4　作業中の状態を見て臨機応変に対処する 44
- 戦略 5　クライエントの能力を評価してフィードバックする 51

Chapter 3 作業の習慣化により，生活リズムを構成する　55
- 戦略 6　作業により良い習慣・生活リズムをつくる 57
- 戦略 7　将来の生活も考慮する 65

Chapter 4 物理的・人的環境を調整する　70
- 戦略 8　環境を落ち着いたものに調整する 72
- 戦略 9　家族を受容し，支える 76
- 戦略 10　スタッフと協業する 81

Part 2 私らしく作業に従事する
高齢者が認める作業療法の効果

- **効果 1** 受容と尊重 93
  - CASE 01：タローさん（67歳，右麻痺の男性）96
- **効果 2** 心身へのプラスの影響 98
  - CASE 02：ウメコさん（80歳，腰椎症の女性）101
- **効果 3** 時間・空間・経験の共有 105
  - CASE 03：サクラさん（84歳，左麻痺の女性）110
- **効果 4** 課題への挑戦と能力の自己認識 112
  - CASE 04：ジローさん（71歳，左麻痺の男性）114
  - CASE 05：モモエさん（89歳，高血圧症の女性）117
- **効果 5** 習慣と役割の形成 119
  - CASE 06：マツコさん（88歳，左麻痺の女性）121

Part 3 さちこさんの物語
事例を通して高齢期を支える作業療法を考える

- **エピソード 1**
  左片麻痺の障害をもつ──急性期・回復期の作業療法 130
- **エピソード 2**
  障害をもって生活をする──在宅生活をサポートする
  外来・訪問作業療法 139
- **エピソード 3**
  再びの脳出血，さらに栄養失調になる
  ──再入院から介護老人保健施設でのリハビリテーション 149
- **エピソード 4**
  復活 155

［文献］ 159
［付録］ ワークシートの使い方と記入例 161
［索引］ 165

［column］ 問題患者といわれていたキヨさん 21
師匠キヨさん 22
キヨさんの仕事 34
道具の手入れ 50
お人形さんだね 54
料理カードが生活を変える 64
未亡人クラブの活躍 80
髪は女の命だけど 84
役に立つアプリ 123

〔本文・表紙デザイン：遠藤陽一（デザインワークショップジン）〕

はじめに

　人はそれぞれ自分の背景にあった，自分にとって意味あることにこだわって私らしく生きています。たとえば，活動的でありたい，大切な誰かとつながっていたい，静かな時間を過ごしたい，自分らしさを追究したい，といったようにです。けれど，どんなにこだわって生きていても，老化を避けることはできませんし，定年退職や子どもの独立など社会的慣習の大きな変化を受け止めなければなりません。それが高齢期を生きるということだと思います。

　そう考えると，高齢者を暦年齢だけで定義するのは難しいものです。確かに，能力の衰え，個人的選択，社会的慣習によって生活様式は変化します。その変化の中で，高齢期にある人の夢や目標，理想の姿はつくり直されていく部分が大きいと考えられます。また，そのつくり直しの過程はそれぞれの背景に左右される複雑で，難解で，でも大切な問題となります。作業療法はこの大切な問題を焦点としています。このように人の人生に関わることができるわけですから，作業療法は魅力的です。

　リハビリテーションを含む医療や福祉の領域で，この複雑で難解な，そして大切な問題に注目する必要がいっそう増したのは，団塊の世代[*1]が高齢期に到達したためです。団塊の世代はこれまでの高齢者像とは違います。年齢に縛られず，気分は若い。家族も大事ですが，自分の大切さも知っています。仕事だけが自己表現の機会ではなく，遊びにも価値を置いています。働くことだけが人生ではない価値観をもっている人が多いです。そのため，生活機能に対応するリハビリテーションの展開には，多様なニーズ，多様な変化に合わせたアプローチが必要になってくるわけです。目指す老後の姿は，私らしく生きる，自分のために生きる，

たんたんとあるいは飄々と生きる，病院で生きる，家でも病院でもない環境で生きる。家族と生きる，仲間と生きる，ひとりで生きる。さまざまな姿があります。

●

　本書は高齢者に対する作業療法の臨床実践について模索している人，エキスパートを目指す作業療法士，作業療法の思考プロセスを教育したいと考えている教員，そして，実践を学んでいる大学院生を対象としています。そのため，実践での探索や推論，判断，経験的学習についての考え，すなわち作業療法リーズニング[*2]を示しています。読まれた方が，「実践では知っていたけれど表現したことがなかった，できなかったことが言葉になった」と感じてくださることを期待しています。

　作業療法士は，自らの実践を通して言葉にできる以上に多くのことを知っていると思います。実践の中で時間をかけて学んできた潜在的な，しかも実証しにくい知識をエキスパートは身につけています。具体的な臨床状況の中で自らの知覚の鋭さや臨床実践の知，高齢者の変化に対する優れたリーズニング，潜在的な知識，質的な違いをつける能力を確実にものにしています。

　そこで，行動しつつ考えることの実際を記述することによって，臨床判断や臨床知の開発を目に見える形にしたいと考えました。作業療法士は高齢者の状態の変化を認識し，実践の中で行動しつつ考えることができるのです。これにより，作業療法の臨床の知[*3]を自ら発見する感覚を経験していただきたいと願っています。作業療法の実践は，知的な側面からも心理的な側面からも，努力を必要とし，その結果が報われるやりがいのある仕事です。特に，高齢者を対象とした場合は，人生をまとめ上げるお手伝いをすることとなります。残された人生を考える時，表面的には穏やかな時間ではあっても，とにかく今が大切です。迅速な判断

と対応が求められます。そのような優れた専門的技能を身につけるには，実践の中での経験的学習と行動しつつ考えることが必要です。

　筆者はリーズニングと実際の行動，そして両者の結びつきをより深く理解するために，高齢者と良い関係を展開している作業療法士の実践を対象に，あるがままの姿を記述する質的記述的研究を行いました。この研究は，6病院25人の作業療法士とその担当した高齢者28人に対する個別インタビューと観察に基づくデータからなります。分析には，展開された実践のもつ意味と内容を焦点としました。当たり前に使っている実践の知や熟練したノウハウ，優れた作業療法実践の概念を記述し，描写し，それに言葉をつけていきました。

　その結果は作業療法の実践での重要な課題や，高齢者のケアの際に直面する臨床的特徴についての記述の報告となりました。複雑な作業療法実践は，幅広い知識の習得と状況に則した知識の応用が不可欠です。有効な実践とするために，作業療法士はどのような実践の技術を用いているのか，作業療法実践の結果を高齢者はどのように感じているのかを示していきました。本書は，その「わが国における高齢障害者に対する作業療法」研究の一部を元にまとめたものです。

　ここで高齢者を対象とした作業療法士の10戦略を図に示します。作業療法士は実践において，高齢者個人を受容し尊重すること，作業を成功するよう準備すること，作業の習慣化による生活リズムを構成すること，そしてそのために，物理的・人的環境を調整することを目指して戦略を用いていました。これらの戦略により，高齢者とともに共通の目標や関心によって系統づけられた一連の印象深い実践が展開されているものと思われます。

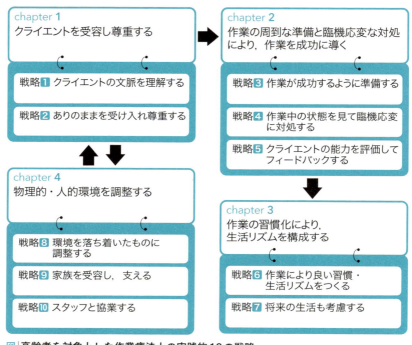

図｜高齢者を対象とした作業療法士の実践的10の戦略

●

　10の戦略には44の具体的方法がありました。これらを元に本書は展開していきます。それぞれの戦略は作業療法の実践における人間らしい専門技能や知についての記述であり，臨床的で道徳的な想像力と，優れた実践の展開を助けてくれます。

　なお，本書ではあえて「戦略」という言葉を使いました。クライエントに対して「戦略」という言葉は少し過激に感じるかもしれません。ですが，戦略は特定の目的の達成のために，総合的な調整を通じて力と資源を効果的に運用する技術であり理論です。攻撃とか攻略というものではあり

ません。どちらかというと「行動」と同義です。高齢者をクライエントとする作業療法の実践は「関わり」といった関係やつながり，関わるといったものより，もっと積極的である必要性を感じます。総合的で，長期的で，大局的観点から物事を見通して行動することが必要です。そして，調整し，最適な選択を勧めるという意味を込めています。

Key Words

*1 **団塊の世代**

厚生労働省は2008年（平成20）年度版白書において，「団塊世代」を1947〜1949年までの3年間に出生した世代と定義している。日本で第二次世界大戦直後に生まれ，文化的側面や思想的側面で共通している戦後世代のことである。第一次ベビーブーム世代とも呼ばれる。この定義の世代の年間出生数は平均約250万人を超え，この3年間の合計は約806万人と突出している。なお，2025年問題といわれているのは，この団塊の世代が後期高齢者に到達し，そのために生じる介護・医療費など社会保障費の急増が懸念されるためである。

*2 **作業療法リーズニング**

作業療法の実践において，作業療法士がクライエントのケアについて計画し，方向づけし，遂行し，振り返るプロセスである。作業療法の実践は医療のみではなく，教育や地域でも行われる。変化する状況の中で柔軟に対応していくことが求められる。そのため，専門的見方のみならず，個人的なものの見方や人生経験もリーズニングに影響する。Schön（1983）は，省察的実践家は行為しながら考え，後に自らの行為を批判的に考えると述べた。作業療法士の目指すべき姿は省察的実践家であり，専門職として成長していくことが期待できる。

*3 **臨床の知**

哲学者の中村雄二郎が提唱したもの。個々やその状況を重視して深層の現実に関わり，世界や他者がわれわれに示す隠された意味を相互行為のうちに捉える働きをするものである。普遍主義，論理主義，客観主義からなる「科学の知」に対して，1つひとつが有機的な秩序をもち意味をもった領界と見なすこと（コスモロジー），物事には多くの側面と意味があるのを自覚的に捉え表現すること（シンボリズム），他者や自己を取り巻く環境の働きかけを受けつつ行為し行動すること（パフォーマンス）を構成原理とする。「科学の知」が主として仮説と演繹的推理と実験の反復から成り立っているのに対して，「臨床の知」は直感と経験と類推の積み重ねから成り立っているので，そこにおいては特に経験が大きな働きをし，また大きな意味をもつ。

Part 1

作業療法 10の戦略

作業療法士が行える 44の具体的方法

Chapter 1 高齢期のクライエントを受容し尊重する

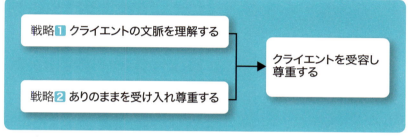

図 1-1 | クライエントを受容し尊重するための2つの戦略

　発達段階の子どもにとって，暦年齢は重要な指標です。しかし，高齢期の機能を考える時，年齢はそれほど意味をもつものとはなりません。確かに老化は年齢と結びついて変化します。高齢期をひとくくりにしてしまうことがありますが，60代半ばの人と80代後半の人を一緒に考えるわけにはいきません。また，老化の速度やパターンは個人差の大きいものです。同じ70代前半でもこれから退職しようという人と，すでに趣味に専念している人では違います。

　さらに生活環境によっても大きく異なる結果となります。ときに，能力の低下は全体的に見るとまったく生活には影響しないこともあります。筋力低下があっても普段の生活では不便を感じることなく過ごすことがあるでしょう。逆に，ちょっとした変化，例えば家の前の道路工事が外出の機会を減らし寝たきりになるかもしれません。

　作業療法において人が作業に参加する，もしくはその過程の作業遂行に注目する場合，健康な人間の視点，さらには若い人の視点でのみとらえてしまうと，高齢期にある障害をもつ人々の経験を見落とす不安があ

ります。そのため，①クライエントの文脈を理解すること，②ありのままを受け入れ尊重することが，大切な2つの戦略になります（図1-1）。

戦略 1 クライエントの文脈を理解する

　高齢期のクライエントを受容し尊重するためには，まずクライエントの文脈[*1]を理解する必要があります。健康である場合，もしくは健康とはいえなくても長生きした場合，高齢期は25年以上に及ぶことになります。これは子どもが成人するより長い期間です。大きな変化があるのは当然です。

　変化はクライエントの意味ある作業にあらわれます。人生の段階や個人的発達段階の文脈のなかで，老化に加え疾病・障害をもつ体験による作業の変化です。また作業療法士は，クライエントの生きている社会や文化のシステムを含めた環境を理解する必要があります。文脈とは，物事の筋道や背景です。それぞれの高齢者の文脈によっては，同じ出来事でも異なる解釈が生まれるでしょう。

　その人の生活物語，人生物語がその人の文化の基準にあったものかどうかで，満足度は異なるものになるかもしれません。その人の理想や夢は文化の基準にあった形で作業にかかわることを求め，作られます。これらは作業同一性[*2]と作業有能性[*3]の把握にもつながります。自分の時間を最大限に活用すること，自分の生きてきた人生を価値づけることはニーズにつながります。自分や配偶者の定年退職，あるいは子どもの独立などにより，生活スタイルの見直しが必要となった時，作業に参加できる力があるか，作業遂行能力がどの程度のものなのかがポイントです。

　クライエントの文脈を理解するためには，「語りを重視する」，「クライエントの文脈で事象を理解する」，「人生のテーマをネーミングする」，「作業歴を把握する」の4つの方法が大いに役立ちます（図1-2）。

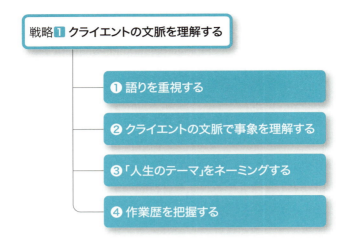

図1-2 | [戦略❶]クライエントの文脈を理解するための方法

❶語りを重視する

　老いる，障害をもつ，障害が改善する，時に障害が悪化する，障害をうまく対処するといった高齢者の体験は，1つの歴史であり，長い人生物語の中に語られます。それが生活史あるいはライフストーリーです。自分が主人公の物語ですから，個人の価値観，興味，動機などが表現され，クライエントを理解するうえで役立ちます。高齢者を対象とする作業療法士が語り[*4]を重視するのはこのためです。**ナラティブ・リーズニング**[★1]です。

　語りを重視する例を示します。

　💬　事前の情報収集から多くの問題が予想される人でした。高血圧で糖尿病もありました。家族からは，仕事が趣味だったので退職後は何もしていないという話を聞いていました。ご本人も何もやる気が起きない，なるようにしかならないからと，作業療法には消極的でした。

作業療法士との日常生活の確認のやり取りのなかで，徐々に仕事の話になりました。仕事の話を通して自分の人生を振り返り，若い頃，どうしてその会社を選んだか思い出したそうです。新しくできる子どもに誇れる会社で働きたい，誇れる仕事をしたい，と考えたためでした。その会社で定年まで働くことができたことは家族に自慢でき，誇れると話してくれました。支えてくれた奥さんにもう一度，誇れる夫になりたい，そのために奥さんと健康になりたいと教えてくれました。

このようにクライエントの語りから，その人が何をどのように感じているのかを知ることができます。また高齢者自身にとっては，事実の確認や大切なものが明らかになるだけではありません。それまで気づかなかった意味が，語ったその時点で生まれてくることもあります。

例えば，多くの高齢者が語る子どもの時の戦争や戦後の生活体験は事実です。しかし，語ることにより辛いだけの経験ではなくなる場合があります。時間がたって他者に語ることで，大切なことを学んだものと位置づけられることもあります。「あの戦争で生き残ってきた。戦後の混乱で生き抜いた。あの体験があったからこそ今の自分がある」という語りになります。もしも，高齢者の置かれている現状が厳しいものであった場合は，同じ過去のできごとが憎むべき存在，後悔になるかもしれません。

過去に起こった事実は変わりませんが，その解釈は今の状況によって変わります。事実を捻じ曲げるのではなく，現在の状況との関係で解釈し直すことができます。そうすると，今現在が満足できるものであるならば，過去も未来も肯定的な意味をもつことになるでしょう。

❷クライエントの文脈で事象を理解する

高齢期のクライエントがおかれている環境で，あるいは生きてきた文化の中で，病気や障害，困難なできごとの体験がどのような意味をもつのかを理解することは難しいものです。しかし，最も難しいのは，老い

るという経験の理解でしょう．人は生まれた時から，老いに向かって歩んでいます．わかっていることではありますが，老いることに恐れを抱き，老いに直面している切実さを理解するのは作業療法士にとって簡単ではありません．強さを価値として生きていると，自分がその能力を失うことに耐えられなくなるかもしれません．若さや美しさに価値を置いた場合も同様です．社会的価値である地位や権力，経済力や健康などをいやおうなしに失っていくのが老いであるとするならば，この価値を失っていく自分をどう受け止めるのかは重大な課題です．価値と現実とのギャップが広がる中で，どのように折り合いをつけていくのかに作業療法士は注目する必要があります．

一方，この折り合いのつけ方は高齢期を生きる人の魅力であり，最も「私らしい」表現，生き方を新たに発見することになるかもしれません．そこで先の語りの中から文脈，すなわちこれまでの人生や生活の流れに沿ってクライエントの現在を解釈し，未来を考えることにつながるわけです．

その人の生きてきた時代背景を知ることも理解を深めますので，歴史的な視点も必要です．最近は生年月日を入れると，その時代背景の情報が整理されるアプリがあるので，参考になります（→123頁）．

💬　昔の話を聞いている中で，この方はいろんなものを背負って今の状態がある．いろんなものを背負って生きていることがわかります．最初はなぜそこまでこだわるのか，私には理解できませんでした．今はそこに働きかけていて，このまま背負っていかなければならないのだと受け止めています．

💬　「がんの夫の介護がひとりでできず子どもたちに甘えました．そのうち，子どもが親のわがままを面倒に思っているわけではないことに気がつきました．弱くなった親の姿を子どもに見せるのを夫は嫌がっ

ていましたが，老いていく姿を見せることができるのも親ができる大切な役割だと感じました」。このお話は，作業療法士である私に家族のことを考えさせるものでした。

このように，クライエントの文脈で事象を理解するということは，高齢者にとってのQOLを考えることに直結しています。人生とは何かと考えるよりも，生きていることの意味，生きてゆくことの意味の大切さを知り，理解が進みます。

❸「人生のテーマ」をネーミングする

高齢期のクライエントの語り，および作業歴などの情報から「人生のテーマ」をネーミングできる時があります。そうすると，クライエントはこういう人だと，より深い理解につながります。ネーミングのキーワードは，クライエントが自分の語りの中で繰り返し使われます。癒し・癒される私，時代の流れに乗った私，頑張る私，闘った私などです。セラピストとのやり取りの中で見つかるものもあります。

語られる中での隠喩[*5]は感情を理解する参考になります。深い穴に落ちてゆく，泥沼の中でもがく，高い壁にぶちあたる，高波にのまれる，でこぼこ道を進む，目の前が開けるなど，苦労や頑張りなどの生き方や，現状が表現されるものが多いです。

💬 これまでのお話を聞いていると，この方のキーワードは"一生懸命"生きてきたことだと思いました。何もかも一生懸命で，そういう自分が好きなのだと思います。これからも一生懸命生きていくのだと思います。なので，作業療法も一生懸命です。

💬 「子どもの時には父の言いつけを守ってきました。結婚しては夫に従いました。今は子どもに従っています。頼りになる人が常にいたと

いうことです」。この話を聞いてクライエントの人生テーマを"従う人生"とつけました。

💬 「子どもがまだ小さい時に夫を亡くしました。食べさせるために，働かなければなりませんでした。女が仕事をもつということは戦うことと同じです。戦いました。子どもたちは社会で立派に戦っています。今は病気になって，手が動かなくなってしまった。でも，こんな病気に負けていられない。戦います」。この方は"戦う人"です。

"一生懸命"や"戦う"がテーマになっている人は，これから直面する問題に対して，戦うための支援をするのが作業療法プログラムになるでしょう。しかし，従う人生がテーマの人には，同じ戦うためのプログラムは難しそうです。方向づけを適切にアドバイスする，サポートする人を整える作業療法が必要なはずです。

❹作業歴を把握する

　高齢者のこれまでの人生における作業の意味を考えるためには，作業歴を把握することが大切です。作業歴とは，子どもの時の役割，どのようにして作業を選択してきたか，達成と失敗のパターン，役割[*6]の変遷などです。「作業歴」や「作業遂行歴面接」[★2]などの評価を使うと，作業療法の中にクライエントも積極的に入りやすく，協業[*7]に導きやすいかもしれません。作業歴ではどのような作業に従事してきたのか，そしてどのような役割を果たしてきたのか，を把握します。クライエントにとって重要な意味がある作業を判断し，個々に関わる作業の提供につながると考えたためです。

💬 　仕事で成功を収めた人でした。成功の部分だけが目につきました。けれど，そのための努力を惜しまない人だということがわかりました。

作業療法では一緒に努力をすること，努力を支えることを話しています。

💬 仕事をいくつか変えてきた人でした。頑張ってうまくいくと忙しくなり，責任が重たくなる。そうすると逃げ出す。また，次を見つけて頑張る。周囲から認められると責任が出てくる。また逃げ出す。それを繰り返していました。責任の重さに耐えられなくなると踏みとどまれない弱さを感じました。

以上が「**戦略1　クライエントの文脈を理解する**」ための具体的な4つの方法です。この戦略の実践は，高齢期のクライエントの人生を知るためのものであり，人生の先輩としてその存在を認識するためのものです。さらにこの過程は作業療法士が自分自身の人生を考えることにもつながり，人として成長することができることも，魅力的なところです。

Key Words

*1 **文脈**
その意義を大局的に把握するための一連の大きな流れ。すじみち，脈絡，あるいは，事柄の背景や周辺の状況を含むもの。

*2 **作業同一性**
作業に従事した過程から生み出された，自分は何者なのか，そして作業的存在としてどんな人になりたいのかという認識。役割や価値，自己概念，目標や願望などの複合的なもの。

*3 **作業有能性**
作業同一性を反映する作業参加のパターンを維持できる程度を表す。自分の基本的責任と個人的基準を満たす。生活習慣ができること，役割や義務を果たすこと，満足し関心をもつ生活を達成することなどへと広がるもの。

*4 **語り**
叙述すること。物語のこと。医療の中では，物語に基づく医療 narrative-based medicine として，科学的根拠に基づく医療 evidence-based medicine と互いに補完するものとして提唱されている。患者が語る病の体験を，医療者が真摯に聞き，理解を深め，また対話を通して問題解決に向けた新しい物語をつくり出すこと。

*5 **隠喩**
"……のようだ"などの形を用いず，そのものの特徴を直接ほかのもので表現する方法。物事のある側面をより具体的なイメージを喚起する言葉で置き換え，簡潔に表現する。複雑な状況や感情的に困難な状況の理解の助けとなる。

*6 **役割**
社会生活において，割り当てられた役目，あるいは遂行している働き。役割は人に同一性を与え，その同一性に伴う義務感を与える。

*7 **協業**
クライエントが作業療法士とともに協力して同時かつ計画的にその過程に関わること。可能な限り最大限の選択，自由，自律性を保障する。

One Point

★1 ナラティブ・リーズニング——リーズニングの分類

　ナラティブ・リーズニングは，作業療法リーズニングの1つです。リーズニングとは，作業療法士がクライエントのケアについて計画し，方向づけし，遂行し，振り返るプロセスです。セラピストが実際にどのように考えているかを示します。いろいろな分類がありますが，作業療法のリーズニングには8種類あることがわかっています（表1-1）。

表1-1 | 作業療法リーズニングの種類[9]

科学的	診断，状態，理論，研究からのエビデンス，「典型的」が焦点となる
診断的	なぜクライエントは問題を経験しているか，科学とクライエントの情報から説明しようとする
手続き的	状態を評価し，どこに問題があるかを特定し，治療理論に沿って介入を考える
叙述的（ナラティブ）	クライエントが経験している疾病や障害の意味を理解し，人生の物語として考える
実際的	現実的な状況に合わせて考える。物理的，社会的なもの，セラピストの能力によって変化する
倫理的	道徳や価値観に照らして考える。何を行うのが「正しい」かを決めようとする時にみられる
相互交流的	クライエントとセラピストの関係で生まれる
状況（条件）的	経験のあるセラピストが，時間的経過や環境的要因を考慮していく

One Point

★2「作業歴」・「作業遂行歴面接」の評価

　作業歴はMoorhead（1969）が開発した，児童期の役割，作業選択の問題，達成と失敗のパターン，作業役割の移動などの分析を中心に捉えた面接による評価です。作業行動の考え方に基づき，クライエントの作業に関する生活の質的特徴を明らかにするためにつくられた比較的長く，詳細にわたる面接でした。この面接の背景には，現在の作業の状態は生涯にわたる体験と環境の産物であるという考え方がありました。作業療法における生育史面接の始まりといえます。

　「作業遂行歴面接第2版Occupational Performance History Interview Ver.2（OPHI-II）」は，Kielhofnerら（2004）によって改訂を重ねてきた生活史の面接評価です。クライエントの過去と現在の作業適応に関する情報を収集するものです。クライエントが自分の生活の目標を作り出し，作業療法過程の情報を知り，治療的関係を築くための包括的な評価です。

　OPHI-IIは，①クライエントの作業生活史を探るための半構成的面接，②クライエントの作業同一性，作業有能性，作業行動場面の影響を測定する評定尺度，および③作業生活史の質的な特徴を捉えるために計画されたナラティブ・スロープの3部構成の評価法です。作業遂行歴面接のナラティブ・スロープの例は，Part 3の事例で示します（→156頁）。

問題患者といわれていたキヨさん

　キヨさんが作業療法室に来る時間が近づくと，作業療法室にいた患者は落ち着かなくなる。終わりにしようと，片づけ始める。キヨさんは眉間にしわを寄せてやって来る。作業療法室はピリピリの空気に一変する。

　キヨさんは大きな声で威圧的。それでいて，納得しないと動かない。患者であろうと，主治医であろうと，看護師であろうと，誰に対しても同じ態度だ。プライドが高く，他者を認めないように見えるため，みんなから距離を置かれる存在になっている。それが原因でトラブルにもなる。社会性の欠如，交流技能の未熟さ，障害受容ができていない，問題患者といわれていた。そんなキヨさんの姿をみて，家族は家に帰ってきても大丈夫だろうかと不安に感じていた。

　かつて医療職であったキヨさんがなぜ問題患者といわれるのか。本当のキヨさんはどういう人なのだろうか，担当作業療法士の私は悩む。とにかく話を聞いて何かを見つけようと話を続ける努力をする。話のきっかけづくりを試みる。挨拶の仕方が悪いと叱られるので，私は挨拶を繰り返す。

　キヨさんの情報を集めて「キヨさん年表・キヨさんの歴史」をつくった。「勝手なことをして，中途半端な話だ」と，これまたキヨさんに叱られる。「中途半端な情報」といわれたところを，少し攻めてみる。「だって，キヨさんは，あまり話してくださらないのですもの。私は作業療法士です。医療職としてキヨさんの後輩です。未熟です。キヨさんのこと，どうしてよいのかわかりません。途方に暮れています」。キヨさんは声を上げずに笑った。「馬鹿だねえ。わからないなんて，患者に言ってはいけない。そんなこと言う人がいるかい」。

　その日から，キヨさんは私の師匠になった。

（22頁へつづく）

column

師匠キヨさん

　医療職として私を一人前にすることを入院中の目標としたキヨさんは，やっぱり厳しかった。患者を作業療法室に迎える挨拶からチェックは始まった。頭の下げ方，タイミング，声の大きさ，立ち位置について，細かに指示された。患者が作業療法室に来てから手芸の道具をそろえ始めると，「患者はすぐに始めたいんだよ」と先に準備しておくように注意された。ああ，キヨさんも始めたかったんだ，と気がついた。けれど，キヨさんは手芸を勧めても手を出さなかった。きっと失敗するのが嫌なのだろうと，それ以上は誘わなかったのだ。

　キヨさんは作業療法室で掃除のチェックをする。部屋の隅の埃を見つけては「手を抜いてはいけない」と掃除機を指さす。私は掃除機ではなく，掃除用ワイパーで拭き取る。このワイパーの使用は，キヨさんには「手抜き」に見えるらしい。眉間にしわが現れる。それでも，このやりとりをしばらく繰り返す。それが一段落済んだのち，「キヨさん年表」を広げる。穴を埋めるための話を聞く。

　キヨさんは仕事と家庭を両立し，どちらも手を抜かなかったことに自信をもっていた。子どもをしっかり教育できたことに価値を置き，孫も優秀なのが自慢だ。仕事はきちんとすることは当たり前。そのため，作業療法室で患者さんと笑っている私の存在は納得のいかないものだったことに気がついた。キヨさんの人生は「手を抜かない」がテーマだった。

　さらに，何でもできた自分が障害によって何もできなくなったと感じていた。そのため，認知症の人と同じテーブルに着き，手伝って失敗するのが恐ろしいことだった。キヨさんは認知症をもつ人と一緒のテーブルになるのがいやなのは，一緒に見られていると感じるためではなく，何もできない自分を感じるため，手伝えない自分が嫌での拒否だった。

column

　私はキヨさんを師匠と呼んだ。作業療法室は私の修行の場となった。作業療法室で私に指示を出すキヨさんは，生き生きしていた。それから，キヨさんは病棟では少しにこやかになった。

（34頁へつづく）

戦略 2　ありのままを受け入れ尊重する

　この戦略は高齢者に安心感をもたらし，クライエントとの関係をつくり出そうとする時に必要な行動・配慮です。人生の先輩であるクライエントの経験や考え方に敬意を払うことは，信頼関係を築くことにつながります。

　高齢者と作業療法士の関係は，2人の間の複雑な相互作用によって生じます。そのため，信頼関係が成立する過程のどの段階であるかにより，用いられる方法や行動が異なります（図1-3）。先の「**戦略1　クライエントの文脈を理解する**」ための方法は，いつでも始めてもよいものです。し

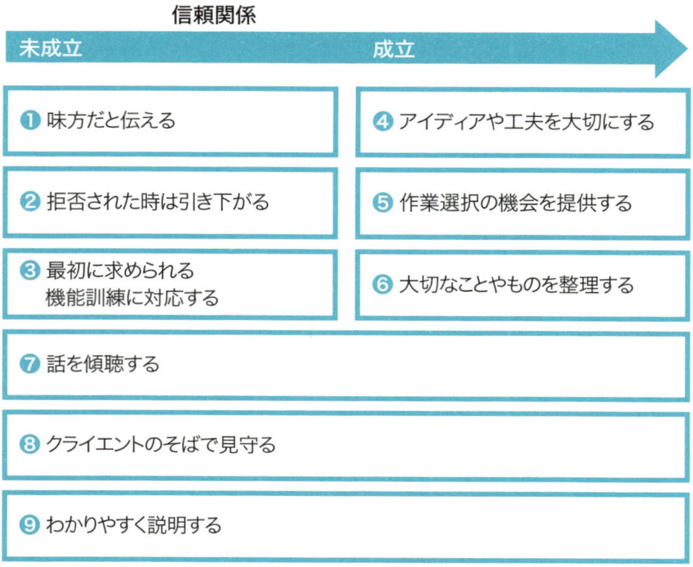

信頼関係　未成立 → 成立

❶ 味方だと伝える
❷ 拒否された時は引き下がる
❸ 最初に求められる機能訓練に対応する
❹ アイディアや工夫を大切にする
❺ 作業選択の機会を提供する
❻ 大切なことやものを整理する
❼ 話を傾聴する
❽ クライエントのそばで見守る
❾ わかりやすく説明する

図1-3｜[戦略❷]ありのままを受け入れ尊重するための方法

かし，この「戦略2」はそのタイミングを選ぶ必要があります。

　また，クライエントに対して積極的に介入するか，あるいはクライエントの行動を支持するかという違いがあります。「味方だと伝える」，「拒否された時は引き下がる」および「最初に求められる機能訓練に対応する」といった行動や配慮は，関わりの早い段階に用いられるものです。まずは受け入れるということです。これに対して「アイディアや工夫を大切にする」，「作業選択の機会を提供する」および「大切なことやものを整理する」は，クライエントと信頼関係の成立後に多く用いられます。成立以前にこれらを行うと，時には任せきりやデリカシーがないと感じることがあるようです。

　また，「話を傾聴する」，「クライエントのそばで見守る」および「わかりやすく説明する」などの配慮は，信頼関係成立の段階のすべてを通して基本的姿勢として用いられるものです。

❶味方だと伝える

　信頼関係を構築する最初の段階では，自分が味方であることを，クライエントの話を言葉から尊重する態度からも伝えることを行います。

　考えや感情を理解し，積極的に伝えることは信頼につながります。どんな状況であっても，クライエントが不安であることには変わりありません。まずは，作業療法士である自分の立場や役割を知ってもらうことが大切です。

> 💬　最初はとにかく受け入れる態度をとります。そんなことがあったんだ，大変でしたね，という感じです。そして，できるだけ期待に沿うように，裏切らないように進めました。味方ということを印象づけるんですね。

❷拒否された時は引き下がる

　クライエントに拒否された場合は，粘ったり，無理に説得しようとしたりせず，いったん引き下がることも大切です。拒否は意思表示の1つですから，拒否できることを1つの能力ととらえることもできます。しかし，拒否されるのはつらいものです。どうにかしようとあわてると，さらにうまく伝わらない結果を招くこともあります。また，"いや"という表現が実は"Yes"の時もあります。判断に行き詰まった時は，高齢者の立場を考えると理解の糸口が見えるかもしれません。

　💬　踏み込もうとすると，遠慮する。うんうんと聞いても，最後のところで遠慮される。遠慮というより，拒否と感じます。うまくいかないし，難しい。困った顔をしたり，怒り出したりすることもある。そんな時は粘らない。ごめんなさいね，今日は終わりにしましょうと，さっさと引き下がります。出直して，私も頭を冷やします。

❸最初に求められる機能訓練に対応する

　これまで受けてきたリハビリテーションのイメージから，最初に機能訓練*1を求められることが少なくありません。機能訓練の効果が期待できなくても，まずはそのままを受け入れ対応します。

　作業療法士は機能訓練を担当するわけではない，という気持ちもあると思います。ですが，まずは受け入れる。身体を動かしながら話を聞きますと，想像以上に具体的な問題が出てくることが少なくありません。

　💬　リハビリ＝機能訓練との考えからか，「リハビリをお願いします」といわれました。最初はそれを受け入れ，ストレッチや筋トレをしながら話を聞きました。ご本人は満足でした。会話からヒントをもらい，次の生活へのアプローチを考えました。

❹アイディアや工夫を大切にする

　信頼関係が成立した後は，少し積極的に関わることができるはずです。クライエントが自らアイディアを出し，工夫をし，問題解決することを高く評価します。作業療法は，クライエントが積極的に作業療法のプロセスに関わることを，大切にとらえています。したがって，このような評価のフィードバックは，作業の遂行を促すものとなりますし，クライエントの自信につながることが期待できます。クライエント自身が作業療法士をはじめとするスタッフや周囲の人々を含めて環境に働きかけるものであり，その知識を他者に伝える，共有できると感じるものにもなります。

> 　自らやってみて，答えを考えてもらう。こうやればよかったねという言葉を引き出します。認知症であっても，高齢でも，問題解決できるかできないかに注目することが大切です。

❺作業選択の機会を提供する

　日々の選択の機会が少なくなっている高齢者に，作業選択の機会を提供し，クライエントの選択を重視することは大切です。高齢になると，病気や障害をもたない場合でも，家を改修する，お墓を立てる，施設に入所するなどの大きな判断や重大な決定は，子どもに相談しなければならなくなります。このことは老いの自覚を促進し，健康感を否定させることにつながりやすいものです。日々のほんの些細なこと，**日常生活課題の小さな決定**★1 の機会を増やすことが，健康の自覚や生活の満足につながるという研究結果があります[12]。

　作業療法では多様な選択の機会を提供することができます。お茶を飲むかお水を飲むか，赤い糸と青い糸どちらが良いか，丸にするか四角にするかということも小さな選択ですが，大切です。これらを積み重ねていくのです。

💬　手芸の作品を決めるのは，これがあったらいいんじゃないかというものを選んで，そこから○○さんが作れそうなものをいくつか選んで，「これはどう？」と選んでもらいました。

❻大切なことやものを整理する

　高齢者の思いやニードをともに整理し，共有することが重要性です。大切なことを整理するためには，その意味を考えるとわかりやすいです。<u>行動チェックシート（→33頁）</u>★2の下の部分が参考になります。

💬　あれもこれもと，やりたいことがたくさんあると話されます。ですが，本当にやりたいと思っているかはよくわからなかったです。話を聞いてみると，本当にやりたいことは自信がなくて，できるとは思っていなくてあきらめている，そんな状態でした。どれだけ大切なことなのか，優先順位をつけることを一緒にしました。

❼話を傾聴*2する

　自分のたずねたいことを聞くのではなく，相手が話したいこと，伝えたいことを，<u>受容的・共感的態度</u>*3で真摯に聞く"傾聴"が必要です。そのためには，ゆっくりとクライエントの話を聞く機会や時間を用意します。また，積極的に聞いていることを示す態度をとることも大切です。

💬　検査をしながらも話を聞きます。よくよく聞いているうちに，これまでどんな作業療法を受けてきたのか，病気に対する思いが少しずつわかってきます。手をかけて欲しいという思いが，言葉ではっきり言いませんがわかります。

❽クライエントのそばで見守る

　クライエントのそばにいる，そしてそこで見守ることです。時にクライエントの感情を発散させるために，作業療法士自身はまったく話さず，そばにいることもあります。時には高齢者の肩や手に触れながら，隣にいる，そんな存在になるとよいです。ですが，黙っていることは難しいです。ついつい，余計な一言を発してしまいがち。そんな時は，表情を観察しながら，これまでの情報を繰り返し整理するとよいかもしれません。

💬　黙って隣に座っていました。話を聞いたり，泣いている時も隣にいました。一緒に黙って座っている時もありました。とにかく，ずっとそうしていました。ある時，自分から私の隣に座ってくれました。あいかわらず黙っていましたが，表情が穏やかでこれまでの不安がうそのようで，楽しい気分が伝わってきました。

❾わかりやすく説明する

　高齢者の能力や準備状態に合わせて，言葉や物を工夫してわかりやすく，そして繰り返し説明することが大切です。大きな文字で書きながら話したり，実際にやってみたり，絵や写真を使ったりと，日常工夫されていることと思います。ただし，写真の場合は情報量が多くなりがちなので，どこに注目すべきかをわかりやすくしておく必要があります。

💬　認知症があるので，わかってくれるかどうか心配でしたが，だんなさんと一緒に必ず説明しました。デジカメでご本人を写して，モデルにしたマニュアルを作りました。それを使って説明しました。繰り返し説明しました。だんなさんも同じように話してくれたので，良い結果になりました。

以上が「**戦略2　ありのままを受け入れ尊重する**」ための行動です。クライエントに対する自分の行動は,「行動チェックシート」(→33頁)を使って確認してみましょう。

Key Words

*1 **機能訓練**
　運動機能の回復を主目的として行う訓練のこと。ここでは,作業を焦点としない治療も含む。

*2 **傾聴**
　耳を傾け,熱心に聞くこと。人の話をただ聞くのではなく,注意を払って,より深く理解すること。もともとはカウンセリングにおけるコミュニケーション技能の1つ。傾聴で最も重要なことは,話し手が思っていることや感じていることを,聞き手と共有できたと感じているかどうかである。

*3 **受容的・共感的態度**
　相手の視点から問題を理解し,相手を受け入れる姿勢・態度。相手の話を途中で遮らない,判断や批判はしない,話し手の感情を受け入れる方法をとる。

One Point

★1「日常生活課題の小さな決定は健康の自覚・生活満足に影響を及ぼす」という視点のとらえ方[12]

　高齢者の健康の自覚や満足度は，生活の中での意思決定のバランスに左右されているようです。老化を自然なこととして受け止めていること，障害や病気が急激に変化しないという安定状態を基本とし，そのうえで日常生活の遂行に必要とされる小さな意思決定が多くできた場合に，健康の自覚は高くなっていました。大きな決定は影響していませんでした。**図1-4**は日常生活課題の判断の中でも，小さな決定を重ねていくことで，健康の自覚や生活の満足度が良好に傾いていくことを示しています。

　あなたのクライエントの意思決定はどんな状態になっていますか。

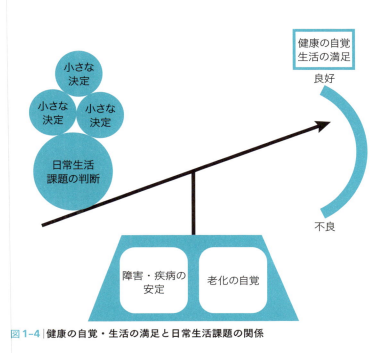

図1-4 健康の自覚・生活の満足と日常生活課題の関係

One Point

★2 「高齢者のありのままを尊重して受容する」ための行動チェックシート

　クライエントに対する自分の行動をチェックしてみましょう（**表1-2**）。まずは，現在の時点でかまいません。当てはまる行動ができているかチェックしてみてください。次回の担当時に不足の行動を意識すると良いでしょう。

　次に担当のクライエントを理解するために，あなたの知っている情報を整理しましょう。これは**戦略2**の「⑥大切なことやものを整理する」方法に当たります。感情，人・場所・時間，習慣，健康行動，社会参加，それぞれに意味をもつ具体的活動はなんでしょう。

　この部分は，高齢者と一緒に確認することもできます。そうすると，高齢者自身も自分の活動の意味を再認識することにつながります。

ありのままを尊重して受容するために，自分の行動をチェックしてみましょう。

表1-2 | 「高齢者のありのままを尊重して受容する」ための行動チェックシート

〇〇さん〇歳（〇年〇月開始）
〇年〇月〇日現在

	チェック項目	チェック
常に	話を傾聴しているか	
	高齢者のそばで見守っているか	
	わかりやすく説明しているか	
信頼関係を構築する早期に	最初に求められる機能訓練に対応したか	
	拒否された時は引き下がったか	
	味方だと伝えたか	
信頼関係構築後	作業を選択する機会を提供しているか	
	高齢者のアイディアや工夫を生かしているか	
	高齢者の大切なことを整理しているか	

■〇〇さんの大切なことをあげ，その意味を確認しましょう。

	意味	具体的な活動	現在行えているか
感情	楽しくしていたこと		
	一生懸命にしていたこと		
人・場所・時間	家族や友人と一緒にしていたこと		
	外に出てしていたこと		
	休みの日にしていたこと		
習慣	毎日や毎週など，習慣的にしていたこと		
健康行動	体の健康のためにしていたこと		
	心の健康のためにしていたこと		
社会参加	他人から期待され義務と考えていたこと		
	仕事だと感じていたこと		

キヨさんの仕事

　キヨさんは，自分の仕事は私を育てることと自覚していた。もちろん，これも「手を抜くこと」はない。しかし，家族は病棟でにこやかになったキヨさんを見て，家に帰っても大丈夫と安心した。退院の話になった時，キヨさんは自分のやることが家にはないこと，何もしない寝たきりになってしまうのではないかと不安を話してくれた。キヨさんは息子家族と同居により，家事からは引退していた。何かをしたい，見つけたいということなので，長いスパンの年表ではなく，1日の日課を考えることにした。息子家族と同居のために，余計なことはしたくない。家事を自分のやり方に戻したくない。

　そこで，自分の自由になる空間だけを掃除をしようとキヨさんは決めた。今は掃除機をかける力がないため，嫁がかけてくれる。ならば，ここで使っている掃除用ワイパーが使えるように模様替えをしよう。カーペットを外して，ベッドを置けばよい。ワイパーは使ったことがないから，練習したい。作業療法室で掃除をするのがキヨさんの仕事になった。杖を使って歩いていたキヨさんは，作業療法室ではワイパーを手にして歩くようになった。方向転換したり，横に歩いたり。歩行能力は高くなり，作業療法室はいつもきれいになった。

　その後，大学に戻ることになった私のことをキヨさんは喜んでくれた。人生いつまでも勉強，勉強してらっしゃいと送り出してくれた。キヨさんはその後退院した。退院したキヨさんから時々手紙が届いた。はじめは大きな手書きの文字だったのが，ある時ワープロを使ったものに変わった。孫に教えてもらったそうである。さらに，そのあとはパソコン教室に通い始めたキヨさんだった。

Chapter 2 作業の周到な準備と臨機応変な対処により,作業を成功に導く

```
戦略3 作業が成功するように準備する
戦略4 作業中の状態を見て臨機応変に対処する    → 作業の周到な準備と臨機応変な対処により,作業を成功に導く
戦略5 クライエントの能力を評価してフィードバックする
```

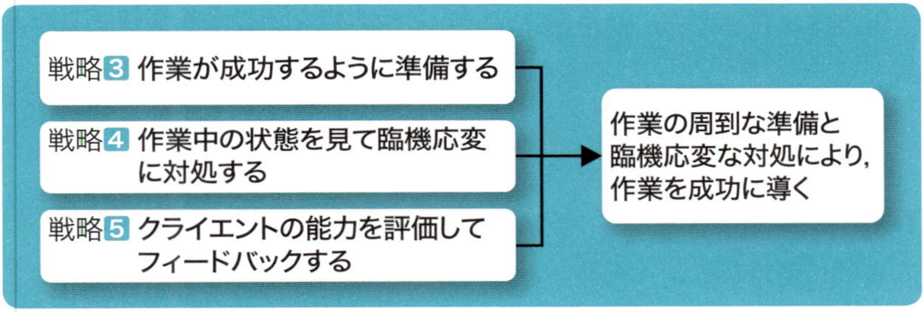

図1-5｜作業の周到な準備と臨機応変な対処により,作業を成功に導くための3つの戦略

　誰もが失敗したくはありません。高齢期に入った場合,失敗は"老い"や"衰え"に結びつきやすくなるため,恐怖にすら感じてしまうこともあるようです。そうすると,当然次の作業につながりにくくなってしまいます。大切な作業や課題から距離を置くことも珍しくありません。そのため,作業療法では失敗させない,成功につなげることが大切です。臨機応変な対処には柔軟な能力が求められ,なかなか難しいことです。そこを意識するための作業療法の戦略です。

　「作業の周到な準備と臨機応変な対処により,作業を成功に導く」ためには,①作業が成功するように準備すること,②作業中の状態を見て臨機応変に対処すること,そして③クライエントの能力を評価してフィードバックすること,の3つの戦略が必要になります(図1-5)。これらを慌てずに使います。慌てないためにはある程度の余裕が必要です。余裕は時間と気持ちの2つの視点があります。慌てずに,どんと構えて,まずは受け入れる。そうすると,うまく対処でき,先が見えるかもしれません。冷静になることです。

戦略 3　作業が成功するように準備する

　提供した作業が成功するように，さらにその成功の体験を積み重ねるためには準備が必要です。この戦略には9つの行動の展開があります（図1-6）。より早期にしておくとよいこと，もしくはしなくてはならないことは，「作業の導入を工夫する」，「なじみの作業を用いる」，「失敗の不安を取り除く」ことです。作業療法の過程が進むにつれて，「道具の使い方のコツを伝える」，「作業に習熟するために段階づけをする」，「成功を次の作業につなげる」ことへと展開します。この過程のなかで常に行われるべきことは，「クライエントが自分の作品と思えるようにする」，「問題を予知し，先の見通しを立てる」および「ストレス発散の場にする」ことです。

　これらの行動は環境の調整に重点を置く方法と，作業に重点を置く方法とがあります。さらに，早期からの準備が時間の余裕につながっていきます。

❶作業の導入を工夫する

　高齢者の反応に敏感になり，作業を導入するタイミング，方法を工夫することです。多くの作業療法士が作業療法の導入時に，さらには作業の導入に工夫を凝らしています。もちろん，導入の工夫は高齢者が対象の時ばかりとは限りません。ですが高齢者の場合，失敗は他の年代の人よりも後を引くことが多いので，より注意を払っているはずです。タイミングを見極めるには，個々のクライエントの情報をきちんと把握しておく必要があります。

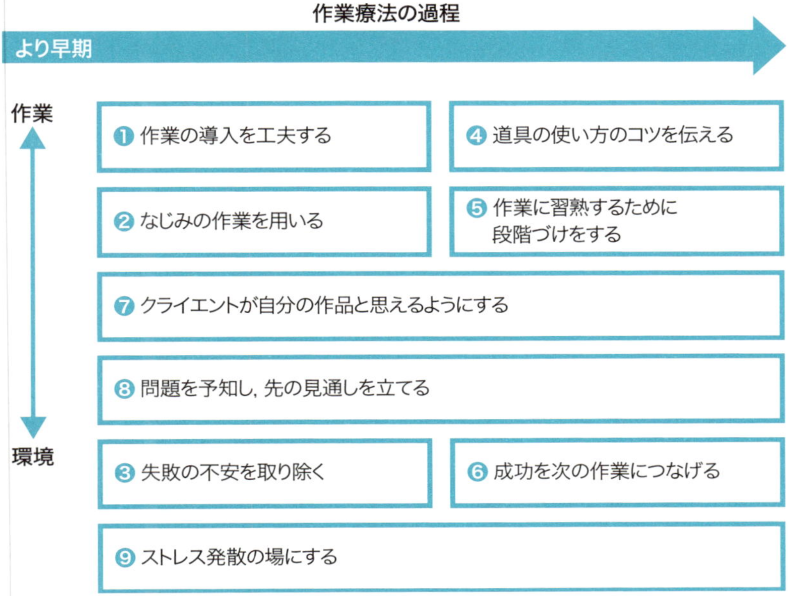

作業療法の過程 →　より早期

作業 ↕ 環境

- ❶ 作業の導入を工夫する
- ❹ 道具の使い方のコツを伝える
- ❷ なじみの作業を用いる
- ❺ 作業に習熟するために段階づけをする
- ❼ クライエントが自分の作品と思えるようにする
- ❽ 問題を予知し，先の見通しを立てる
- ❸ 失敗の不安を取り除く
- ❻ 成功を次の作業につなげる
- ❾ ストレス発散の場にする

図1-6 ［戦略❸］作業が成功するように準備するための方法の展開

💬　同じ時間のほかの患者さんのことを「あの人良くなったねえ」と話すようになった時，ここぞとばかり，それじゃあ，○○さんも始めますか，とすぐに反応します。タイミングが大切で，ちょっと早く突っ込みすぎてもダメですが，チャンスは逃がしません。

❷ なじみの作業*1 を用いる

過去に好んでいた作業の把握や作業歴により，高齢者には"なじみのある"作業を選択し，提供する必要があります。なじみは文化的と個人的との両者からの視点です。高齢者は自分の大切な作業，なじみの作業を表現できない場合もあるでしょう。その時は**戦略❶**の②で理解した，文脈で展開される慣れ親しんだ作業を探っていかなければなりません。想像

力が求められます。

> 💬 何がしたいとは言わない人でしたが，お針仕事をしていたことを話していましたので，刺し子を使うことにしました。作品を見せて，針と糸を見せて，同じ作業をしている人の中に入ってもらって，「ああ，昔やってたねえ」といってくれた時にはしめたと思いました。

❸失敗の不安を取り除く

　失敗を恐れているクライエントに対して，失敗してもよいこと，あるいは失敗の修正が簡単にできることを知ってもらうなど，失敗の不安を取り除くことです。先にも触れましたが，失敗は自分の能力のなさや「老い」，「衰え」の自覚につながります。大きく自信を失うことにもつながりかねません。

　失敗の原因を他につくることも必要です。家より病院は広いのでできなくてもしかたがない。使ったことのない道具なので使いにくいかもしれない。作業療法士とおしゃべりに夢中になったので時間がかかった。このように失敗の原因を高齢者の能力におかないことは，逃げ道をつくることになり，救われます。

　さらに，失敗の修正がきくものの選択や，修正の技術を使って高齢者と一緒に行うと不安は少なくなるようです。

> 💬 失敗しても大丈夫だねと言うのですが，やっぱり失敗することが恐ろしくて，やってみてできなかったら，いやになるかもしれないということを言っていたんです。修正の利くものにしようと考えたのが，ちぎり絵なんです。ちぎり絵には失敗はない，またつくり直すことができる，無駄はないことがわかってからは安心して，集中していました。

❹道具の使い方のコツを伝える

　道具の使い方は実践を通して習得してもらうため，そのコツを伝えるタイミングがあります．早い時期に道具の使い方のコツを伝えると混乱を招きます．

　新たな道具の操作を学習するなど，これまでの方法を変えるには時間がかかる場合があります．クライエントの流れにあった方法が，意味のあるコツになるはずです．

> 💬　筆の反対を削って，とがった状態にするとピンセットになるから使いやすい．クライエントのやりやすい道具を考えるのです．だいたいはできないというより，使い方がわからない，そのためにうまく使えないということが多かったです．実際の操作方法を忘れているようでした．コツを伝えるとすぐ使えるようになりますね．

❺作業に習熟するために段階づけをする

　成功体験の積み重ねのために，高齢者が作業に習熟することが必要です．そのために，クライエントの能力を把握し，作業を明確に段階づけます．作業療法での課題を高齢者の能力にあった適切なものにするためには，収集した情報に基づき判断します．細かに段階づけることができると，より習熟が進みます．

> 💬　レベルアップする必要がありました．大きくではなく，少しずつのレベルアップです．そうすることが患者さんの能力の確認にもつながり，失敗しないために必要でした．ご本人も，1つのところにとどまらない自分に納得し，次につながっているようでした．

❻成功を次の作業につなげる

　1つのことで終わるのではなく，クライエントの文脈の中で広がりのある作業を選択し用います。1つの作業がうまくいくと，必ず**次の作業に広がり**[*2]ます。空間の広がりとしては，例えば作業療法室から病室へ，デイルームへ，家へ，そしてご近所へ展開していくことがあります。人のつながりとしては，作業療法士から看護師へ，他の病院スタッフへ，病室仲間からその家族へと広がっていきます。課題の発展としては，作品づくりがプレゼントとなり，材料購入のためのお買い物となり，情報収集のために本を読むなどと展開するかもしれません。

　作業療法のおもしろさは，作業の展開が想像を超えていくところにあります。作業療法がうまくいったと感じる実践は，作業の成功が必ず次の作業に広がっています。人が作業に従事するおもしろさを感じます。

💬　（クライエントが）聞き慣れないもの（例えば，知らない果物の貼り絵）を作った時，作品の後ろに（果物の）名前を書いて置いてあげると，それを眺めて楽しんでいます。他の人に見せたり，家族にそれ（果物）を食べたいから買ってきてと話している。て，お部屋で今度は何を作るか考えるっていうようになりました。

💬　お散歩という名の歩行訓練でした。落ちていた枝や石が動物に見えることに気がつき，拾い始めました。それに千代紙を貼ったり，毛糸を巻いたりしました。何かおもしろい材料はないかと病院の売店へ行き，お買い物を始めました。他の患者さんが楽しみにしているのを知ると，その人を驚かせようと，作品が工夫されました。デイルームの雑誌をみて，きれいな写真や絵を切り抜くことも始めました。

❼クライエントが自分の作品と思えるようにする

　高齢者自身が自分でつくったという感覚をもてることを重視します。手伝ってもらったとしても，自分の作品と思えるようにすることが大切です。作業療法士が隠れて作品を修正した場合，多くは直されたことに気づかれます。これでは，自分の作品と思うことはできません。

　また，名前をつけた箱や袋に作品や使用中の道具をしまっておいたり，好きな色を選んで使うことも，自分の作品と思える工夫です。

💬　自分の作品だから，自分で仕上げなきゃっていうのがあったみいです。それで私は余計な手は出さないほうがいいかなって思いました。自分からつくりたいといったもので，それがひとりで頑張ることによってできて，そして誉められるということが大切でした。

❽問題を予知し，先の見通しを立てる

　高齢者の状態に基づいて，今後直面するであろう現実場面に照らし合わせて検討することです。先を見る重要さはわかっていても，なかなか難しいものです。ですが，クライエントを取り巻く環境，文脈を把握していると見えてくることはたくさんあります。クライエントのパターンを知ると先が見えてきます。これは，前述の条件的リーズニングでもあります（→19頁）。

　常に成功するとはいえませんので，計画どおりにいかない時の対応も考えておくことが必要です。

💬　だいたい問題なくできる人だとわかっていました。けれど，1つの作品ができた時，完成した時に次のものが選べない人だと思いました。それで，できあがらないうちに，いろんな作品を見せて，これはこういう風に使うとか，どんな人が喜ぶとか話をしました。なんとか次の

ものを選ぶことができました。

❾ストレス発散の場にする

　日々の生活の中で感じているストレスを発散する場となるよう，環境を調整します。例えば，大きな声を出すことはストレスの発散になります。大きな声で表現してもらうためには，とにかく聞く姿勢が大切です。これまで，どのようにストレス発散してきたのかも使える情報となります。

💬　日々の生活で，病室の人たちにいろいろ言われているようで，それがストレスになっています。ここはそのストレスを発散する場になっています。時に作業療法士が悪者になり攻撃を受け，それでストレスを発散し，病室での人間関係を保っているようです。

　以上が「戦略❸　作業が成功するように準備する」ための９つの行動の展開[*1]です。作業療法過程のなかで，より早い時期に有効な，安心して参加できる工夫になります。

> **Key Words**
>
> [*1] **なじみの作業**
> 　慣れ親しんで知っている作業。長年その作業に従事しているもの。いつものやり方で，クライエント自身がコントロールできるもの。
>
> [*2] **次の作業への広がり**
> 　作業課題がクライエントにあったかたちで成功した時，作業は次の新しい作業に広がることが期待できる。作業の従事は空間と時間を使うものである。新しい作業の広がりは，作業空間が拡大していくこととなり，時間の使い方が変化していくものとなる。

One Point

★1 「戦略❸ 作業が成功するように準備する」ための確認シート

対象の高齢者への作業の導入を振り返ってみましょう（図1-7）。

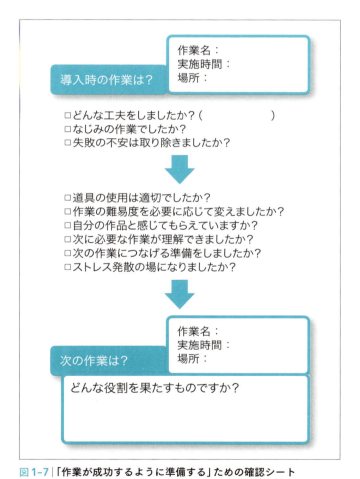

図1-7 ｜「作業が成功するように準備する」ための確認シート

戦略 4　作業中の状態を見て臨機応変に対処する

　この戦略は，高齢期にあるクライエントを考慮し，慢性疾患や障害の症状管理に関する行動です。臨機応変に対処するといっても，どうしてよいのかわかりにくく難しいものかもしれません。作業療法の実践の中で行われているものは，観察する視点と柔軟に対応するための心構え，もしくは準備です。「変化の兆候パターンを把握する」や「痛みにはすぐに対応する」ためには，「症状をモニタリングする」ことや「クライエントの行動や反応を注意深く観察する」ことが必要であり，このような情報収集に加え，常に「スタンバイしている環境にする」大切さを感じています（図1-8）。

❶症状をモニタリングする

　リスク管理を含め，症状の細かい変化を継続的に作業療法場面でモニタリング[*1]し，記録します。作業療法において，モニタリングは状態を把握するためのものです。日々変化する高齢者の状況に応じて，クライエントが求めているものを確認することとなり，それに対する作業療法士自らの行動が適切かどうかを振り返ることにもなります。

💬　手芸しながら，作業遂行の安定性と耐久性がどれくらいかを見ました。車椅子座位の時間が増えることによって，立位の耐久性もアップ，全身の耐久性が向上しました。体調の悪い時は，手芸のミスも多くなります。そういう時は要観察。ゆっくり休んでもらいます。

図1-8 ｜ [戦略4] 作業中の状態を見て臨機応変に対処するための方法

❷クライエントの行動や反応を注意深く観察する

　認知症や抑うつ状態などの時には，自分の意志やニードなどをうまく表現できないことが多いです。あるいは意志を表出しないクライエントもいます。行動を注意深く観察することにより，クライエントを理解し，対処しようとするものです。この時の観察のポイントは**意志質問紙**[★2]が参考になります。

 どこに行くんだろう，何をしたいのだろう，何が大切なのだろうと，行動の観察を続けました。毎日何かを探ろうと必死でした。観察していると，そのうちこれかなというものが見えてきます。まずは探るんです。

❸変化の兆候パターンを把握する

　継続した関わりから変化の兆候を察知することができます。そうすると，早期の警告信号を受け止めることとなり，予防的介入につながります。クライエントの集中力，姿勢，表情，動き，スピードなどの変化に敏感になることです。必ず，変化は見えてきます。また，その人の特徴的変化，変化のパターンに気がつきます。

　作業に従事している時や集団の中で用いられる能力として，考えやニーズを伝えたり，他者と一緒に何かを行ったりするための**コミュニケーションと交流技能**[★1]があります。この点を普段から観察しておくと，クライエントの特性が把握しやすいです。

> 💬　声が高くなるとちょっとあやしくなるサインなんです。ですからそんな時には，今日はお部屋でゆっくりしましょう，と他の患者さんと話します。静かなところで作業療法士と2人になります。ゆっくりした雰囲気で，お話しして，この方が好むことを話題にして，落ちつくのを待ちます。

❹痛みにはすぐに対応する

　クライエントから痛みの訴えがあった時には，何よりも先に対応します。年をとったからといって，痛みは当たり前にあるものではありません。逆に，「痛い」が口癖の人もいます。痛みの質を判断することが必要になります。

> 💬　痛みの訴えにはとにかく話を聞くことが大切でした。ホットパック，ストレッチ，リラクゼーションも考えたり，取り入れたりしましたが，それよりも聞くことによって表情が変わりました。信頼への近道という感じでした。

❺スタンバイしている環境にする

　何かをしたいと思った時，すでに道具が用意してあるよう，そして作業を促すような環境づくりをします。チャンスを逃さないためです。常に構えて準備しています。

> 　今は床屋さんで髪を短くされちゃうので，本当はパーマをかけたいというんです。で，鏡を置いて，くしを置いて，そうしておくとブラシをかけて，そして作業療法室に来るんですよ。作業するところに材料や道具がないとぜったいしないんです。そういう環境を提供できるのが作業療法だと思います。

　以上が「戦略❹　作業中の状態を見て臨機応変に対処する」ための5つの行動です。この行動のためには日ごろから観察する目を養い，感覚を研ぎ澄ましておく努力の必要があります。ただし，表面は穏やかにみせる，そんな構えが必要です。クライエントと顔を合わせる前に，鏡で自分の表情を確認し意識するだけで，穏やかな雰囲気に変わることが多いです。

Key Word

*1 モニタリング
　状態・状況を観察し，記録すること。連続的に観察・記録することで，継続的なニュアンスをもつ。高齢者の状況は常に変化するために必要である。

One Point

★1 コミュニケーションと交流技能の評価

　Assessment of Communication & Interaction Skills（ACIS）という人間作業モデルに基づく評価があります。クライエントが作業に携わっている時に示すコミュニケーション技能に関する情報を収集するものです。1人で作業に従事している時，集団の中にいる時などでのクライエントの長所と問題点を挙げることができます。私たちが観察者として高齢者と時間や場所を共有するわけですから，この技能の特性を把握しておくと，クライエントの変化がわかりやすく見えてきます。ACISの観察ポイントを表1-3に示します。

表1-3 | コミュニケーションと対人交流技能の観察ポイント（ACISより）

身体性	接触する	他の人と身体的接触を行う
	見つめる	コミュニケーションと交流に目を使う
	ジェスチャーする	指し示したり，実演したり，強調するために身体運動を用いる
	位置を変える	他の人との関係の中で自分の体を動かす
	正しく向く	他の人や共通のものに体を向ける
	姿勢をとる	肢位をとる
情報の交換	はっきりと発音する	明瞭で理解できる話し言葉を話す
	主張する	希望，拒絶，要求を直接的に表現する
	尋ねる	事実の情報あるいは個人情報を求める
	かみ合う	交流を開始する
	表現する	感情や態度を示す
	声の調子を変える	声の大きさや抑揚をつける
	披露する	事実や情報を発表する
	話す	単語や文章を用いて理解してもらう
	持続する	適切な時間の間，話し続ける
関係性	協業する	共通の目標に向かって，協調する
	従う	社会的規範に従う
	焦点を当てる	会話と行動を進行中の行為に向ける
	関係をとる	他の人と関係をとろうとする
	尊重する	他の人の反応や求めに対し調節する

★2 意志質問紙

　意志質問紙Volitional Questionnaire（VQ）は，認知や言語の能力に制限をもつ人やその集団を，観察を通して意志を評価するために作成されたものです．作業に結びつく興味，価値，動機を環境の中でとらえます．評価領域は，作業療法士の観察ポイントとしてわかりやすくまとめられています．

　VQの評価領域を**表1-4**に示します．

表1-4｜VQの評価領域

好奇心を示す
行為／課題を始める
新しいことをやろうとする
プライドを示す
挑戦を求める
もっと責任を求める
間違いを訂正しようとする
問題を解決しようとする
他人を援助しようとする
好みを示す
他人にかかわる
完成や成就に向けて活動を追求する
活動にかかわり続ける
活発でエネルギッシュである
目標を示す
ある活動が特別であるとか，重要であることを示す

道具の手入れ

　変形性膝関節症のセイさんは大工の棟梁だった。セイさんは妻の入院で混乱し，認知症の症状も出始めた。周囲は心配して，作業療法が開始となった。入院中の妻のことが心配で表情は硬くなる。じっくり話を聞いていると「うちのが退院したら，肩でももんでやるか。そんなことしたことないからびっくりするな」と優しい顔になる。

　落ち着いている時は，作業療法室の大工道具の手入れをしてくれる。鋸と鉋の使い方と手入れの方法を教えてくれる。「誰だ，鋸をこんなにしたのは？」と言いながら目立てをしてくれる。普段は少し手が震えているが，道具を持つとピタッと止まる。

　けれど，どんなに話していても硬い表情のままの時がある。そんな時は，大工道具はセイさんの見えないところに隠す。道具を持っても震えは止まらないし，道具を使えず「できない」とか「もうだめだ」，「うちのに捨てられた」と嘆きだすからだ。

　セイさんの顔色をうかがい，道具を出すか出さないかを判断する。

戦略 5 クライエントの能力を評価してフィードバックする

　この戦略では，クライエントのありのままを評価し，適切に情報をフィードバックします（図1-9）。高齢者の全体的な状況，あるいは作業遂行に関する作業療法士の理解を伝えることになります。フィードバックすることにより，高齢者が自分の能力を正しく認識し，問題の理解を助けるでしょう。また，作業に従事することの価値を伝えることにもなり，高齢者が自分なりにとらえているものと別の見方を提供する機会にもなるでしょう。お互いの考え方を理解するのは協業[*1]の基本です。

❶クライエントの能力を判断する

　情報を整理し，観察，あるいは接することにより，話題や反応からクライエントの能力あるいは介入の受け入れの可能性をとらえます。そのために，高齢者の目的に合った必要な作業遂行の能力を知る必要があります。

> 　短気で怒りっぽいという性格変化があり，妻に暴力を振るっていたという認知症によるものと思う情報がありました。精神的に不安定だと思ったので，環境を刺激の少ないものにし，話を聞く姿勢で進めていこうと考えました。

> 　病室では寝てばかりでした。作業療法室に一緒に入った時，先にいた患者さんが縫物をしているのを見て，私もしようかなと，他の方のものでしたが針と糸を手にしました。長谷川式認知症スケールでは0点ですが，状況を判断する力を感じました。

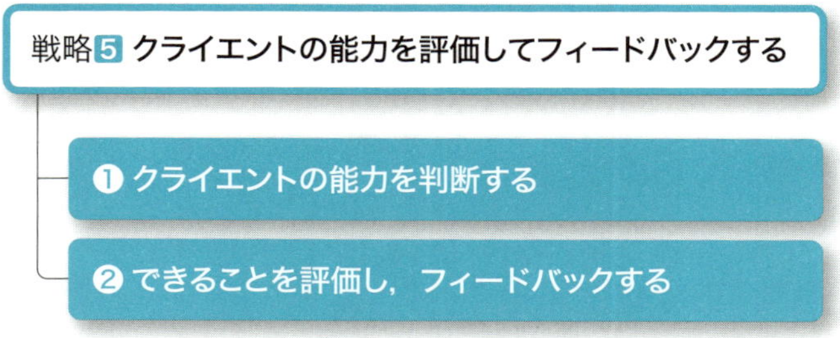

```
戦略5 クライエントの能力を評価してフィードバックする
    ❶ クライエントの能力を判断する
    ❷ できることを評価し,フィードバックする
```

図1-9｜[戦略5]クライエントの能力を評価してフィードバックするための方法

❷できることを評価し,フィードバックする

　高齢者の中には,できないことや問題点ばかりを気にする人が少なくありません。クライエントの能力の評価は,これができないという視点ではなく,これができるということを大切にし,伝えます。進行中の作業の状況・情報を伝える★1のです。

> 　今の体力は,廊下の角まで行って,1回2回大きく息をすると戻ってくることができます。そんなふうに具体的に伝えます。かばんは軽いものを斜めにかけると腕の支えにもなりますよと,できることを知ってもらいます。

　以上が,「戦略5　クライエントの能力を評価してフィードバックする」の2つの方法です。できる技能と遂行を結びつける情報をクライエントに提供することができます。さらに高齢者には,目の前の作業の結果を予想することに役立つものといえます。

Key Word

*1 協業　collaboration
　ともに働く,協力するの意味。人それぞれの得意なところを出し合い,役割を果たしながら協力して目標を達成する取り組み。

One Point

★1 作業の状況・情報を伝える

高齢期のクライエントにどのように情報を伝えていますか。

表1-5は,クライエントに伝わるようにするために有効な情報の提供の仕方です。それぞれの項目をクリアしていますか。

表1-5｜クライエントへの情報提供のコツ

	項目	チェック
1	高齢者が事前にどのくらい理解しているのか確認できている	
2	最も重要なことを最初に行う	
3	情報をまとめカテゴリ化する	
4	1回に1つの情報について明瞭に簡単に短い文章で話す	
5	具体的な行動についてアドバイスする	
6	質問を促す	
7	理解の確認をする	
8	話したことを繰り返す	

お人形さんだね

　いつも作業療法室でニコニコしている認知症のエミさんは，担当作業療法士である私の名前を憶えていない。そもそも，私が何者か，わかっていない。

　あるとき，エミさんは作業療法室に入って座ってから，私にこう言った。「あんた，あのお人形さんみたいだね」「えー？　何のお人形だろう？」「うーん，あの人形だよ」。

　「日本人形かしら？」「いやいや」「フランス人形？」「ははは，ちがうちがう」。

　「うーん，わからない」。このやり取りを何度か繰り返す。そのうち，別の患者さんに声をかけられ，やり取りは中断した。

　病室に戻る時間になった時，エミさんはニコニコ顔で「きゅーぴーさんだ！」といった。ずいぶん時間がたったのに，エミさんはずっと考えていたのかもしれない。それにしても，がりがりで小さな目の私がなぜキューピーさんなのだろう。「え？？？」という私の反応に，エミさんはパッと手を開いて見せた。

　ああ，この人は私のことを見ている。私はいつも手を大きく開いて話をすることが多い。確かにエミさんは私の名前を覚えてはいないけれど，観察力はすぐれている。

Chapter 3 作業の習慣化により，生活リズムを構成する

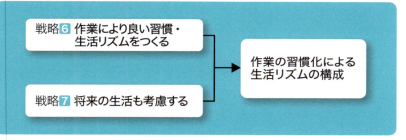

図1-10 | 作業の習慣化により，生活リズムを構成するための2つの戦略

　高齢期に入ったからといって，いろいろなことが急に変わるわけではありません。しかし，退職，病気を患うこと，大切な人の死などによっては，生活が大きく変わってしまう場合が多いです。その時に，加齢による身体的変化は，新たな環境や課題に適応することを難しくするかもしれません。老化してゆく身体や障害をかかえながら習慣を維持するには，これまでのやり方では困難で，新しいものをつくり出す必要が生じる場合もあります。

　新たな習慣をつくり出すことは，年をとればとるほど難しいかもしれません。これまでの習慣を変えるためには，柔軟な能力が必要なようです。高齢者は多くの経験をしてきたために，再考しなければならない昔からの習慣をたくさんもっているはずです。

　さらに，役割の変化が起こります。役割の変化の認識は具体的な形として習慣の変化に現れます。若い時には役割の変化は新たなものに置き換わってきました。例えば，学生が社会人になる，子どもから親になる，などです。ですが，年をとってから失った役割は置き換えられることは

少ないと予想されます。配偶者や親，友人の役割を失うと，それに代わる役割を得ることは簡単ではありません。社会参加も減ることになるかもしれません。

　その一方で，役割からの解放は義務からの解放ともいえます。主婦の役割を果たしてきた人が家事から解放され，生き生きとする例もあります。社会との結びつきを弱める否定的な視点ではなく，自由に新しいものを見つけることでもあるという考え方が必要です。これは私が私らしく生きるためのきっかけとなります。

　そのための戦略には，①作業により良い習慣・生活リズムをつくる，②将来の生活も考慮するという2つがあります（**図1-10**）。

戦略6 作業により良い習慣・生活リズムをつくる

　置かれた環境の中で，クライエントが安定して，パターン化*1した作業遂行を可能にするための戦略です。高齢者が経験する習慣の変化は，これまでの習慣と新しい日課や役割とのバランス*2を保つことの難しさ，新たな役割を選択し上手に統合させることの問題，そして，これまでの人生で学習してきた行動を変えるうえでの困難さ，などからもたらされることが多いです。役割喪失や習慣の変化は，高齢者にとっては外界からの圧力によって引き起こされたものと感じることであり，個人の好みに相反するものとみなされることが多いようです。

　この戦略には「役割をもつ・社会的役割を果たせるようにする」，「作業により日課をコントロールする」，「作業の習熟により生活の中に余裕をつくる」，そして「作業バランスを整える」という4つの行動があります（図1-11）。

❶役割をもつ・社会的役割を果たせるようにする

　クライエントが役割を果たすことができるように，人的環境も含め調整します。高齢期の"喪失"を焦点としてしまうことが多いですが，高齢期が自分の時間を自由に使ってよい状況になった時とするならば，ニードと興味にあった役割の選択を自由にすることができるはずです。定年年齢を超えても働くこと，配偶者・家族・友人の役割をもち続けること，ボランティア，教育や趣味の参加など，社会貢献*3できる役割を通して，社会との結びつきをつくることができそうです。

> 　そばにいるスタッフに働きかけたり，そばにいる人に対して，自分より弱い人に対して，優しい面倒見の良いおばあさんという役割を

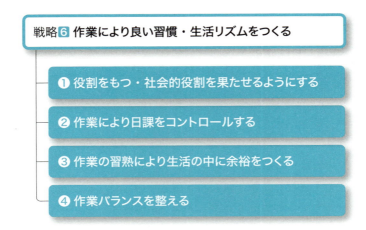

図1-11 ｜ [戦略❻] 作業により良い習慣・生活リズムをつくるための方法

果たせる場となっているんです。そのために，お世話をする必要があって，うまく関わることのできる人を隣に座ってもらっています。

❷作業により日課をコントロールする

　クライエントの1日をとらえ，生活リズムが整うように日課をコントロールします。高齢者が担いたい役割のために，どのような作業に従事することになるのか，そのためにどのくらい時間が必要なのかを確認していきます。場合によっては，時間の単位を1日とするのではなく，1週間単位で捉えると，コントロールしやすくなります。入院している時と，家に戻った時を想像しながら，具体的に記録してみるのも良いです。

💬　家にいる1日をどこで，誰と何をして過ごしたいのかを丁寧に考えます。それに合わせてリハの時間を組み立てます。例えば午後に散歩したいとわかったら，散歩を想定してリハの時間を使います。そう

すると散歩の後には少し休んでから次のことをしないと，体力的には無理なことに気がつきます。そして入院している時間は特殊な日課であり，当たり前の家での生活の，空いている時間をご自分で考えてもらうようにします。

❸作業の習熟により生活の中に余裕をつくる

クライエントの生活の中に，自分のための時間をつくることができるよう，余裕をもてるよう働きかけます。できること，できないことをはっきりさせ，電化や自動化など道具の使用，パターン化も含めて，機能の向上は余裕を得ることができるものです。

老化は遂行技能[*4]の低下として現れてきます。しかし，全体として協調的に作用し，身体的変化の影響はわずかな場合も少なくありません。適切に遂行するための経験が勝っていることが多いです。また，熟練した技能や習熟が，老化による遂行技能の変化を最小限にしてくれることが期待できます。

💬 生活の余裕が大切です。機能の向上によって自分の時間がもてるようになったと感じたようです。ですから，この方は外出してもいいと思ったのだと思います。その視点で，こんな効果があったので時間ができますね，と評価していきます。

❹作業バランス[*5]を整える

仕事的な要素，遊び的な要素を考え，クライエントの望むバランスを整えます。クライエントが望むかたちは，それぞれ異なります。先に把握していた文脈に合ったものが好まれますし，定着します。作業の意味や，やり方などの形態も合わせて整えることが大切です。

作業バランスの把握には，小林の「作業バランス自己診断」[★1]が使えます。

💬　1つひとつみると整っていて，何も問題ないようにみえるけれど，そうではないような気がしていました。この人には遊びがない，大切に思えるものがない，バランスをみると崩れています。そういう視点に立ってアプローチすることが大切です。

以上が，「**戦略❻　作業により良い習慣・生活リズムをつくる**」ための4つの方法です。習慣やリズムは，まずそのかたちを整えるところから入ることができます。高齢者にも家族にもみえるわかりやすい結果であり，次につなげていくためにも有効です。

Key Words

*¹ **パターン化**
その場その場で判断するのではなく,あらかじめ決まっているタイミングでそれを見越して効率化された一定の動きや操作をすること。規則性,体系化など。

*² **バランス**
バランスとは,つり合いをとること,つり合いがとれている状態などを意味する。物理的な安定以外にも,心のバランスなど,心の安定にも使われる。

*³ **社会貢献**
社会のためになるように力を尽くすこと。高齢者の社会貢献は,それまでの年代に比べると自由となり,職業生活ではなく,新しいことを始めたり,これまでの取り組みを深化させたりすることが可能になっている。本人の経験を生かしてボランティア活動や地域活動などの社会貢献活動を行うことも注目されている。また,家族,地域,組織において精神的な支柱となったり,指導的な役割を担ったりなどの能力を発揮する機会にもなる。

*⁴ **遂行技能**
作業遂行するために必要なコミュニケーションと交流技能,運動技能,処理技能。

*⁵ **作業バランス**
人の日常生活はさまざまな作業で構成されている。これらの作業が見た目には同じでも,その意味は人によって,あるいは状況によって異なる。Christiansenは作業バランスについて3つの見解を述べている。1つ目は作業を単純に何らかの基準によって分類するバランスである。例えば,仕事,遊び,休息,セルフケアの4項目に分類した場合の時間配分を指す。2つ目は生体リズムに起因するバランスである。覚醒と睡眠,活動と休養などのバランスがその例である。3つ目は,日常生活上の複数の課題から,最も効率のよい課題を選択しようとすることに起因するバランスである。例えば,学校の成績を上げる,好きな人の気を引く,スポーツ選手に選ばれる,という3つの課題がある時に,"学校の成績を上げる"が最も効率よい課題といえる。なぜなら,成績を上げることはほかの2つの課題にも役立つからである。このように限られた24時間が効率よく消費されるようなバランスが存在する。

One Point

★1 作業バランス自己診断[16]

　小林は作業バランスを，Christiansenのいう作業を何らかの基準によって分類することによるバランスに注目しました。1日の作業の意味を作業に従事した者が置く義務と願望の有無によって分類し，そ

ステップ1
右の表に、日頃あなたがしている作業1日分を書き出してください。
　朝起きて最初に何をしますか。昨日のことや今日これからのことを思い浮かべながら、朝から順番に考えると記入しやすいと思います。

ステップ2
書き出した作業について、あなた自身はどのようにお考えですか。
　最も当てはまるものを○×または番号で選んでください。

ステップ3
作業数を集計し、表の一番下に記入してください。

ステップ4
義務的作業と願望的作業のバランスを作図します
　まず、以下のⅠ、Ⅱ、Ⅲ、Ⅳの割合を計算します。
　次に、右の記入例のようにあなたの作業バランスを図にします。

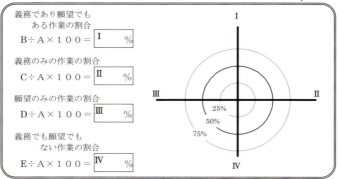

図1-12 | 作業バランス自己診断

のバランスを検討したのが，作業バランス自己診断です。一部を図1-12に示します。

ステップ1	ステップ2			
1日の作業	義務	願望	価値	楽しみ
	×自分がしなければならないことである／〇特に自分がしなくても良いことである	×したいと思っていない／〇特にしたいとは思っていない	この作業は次のどれですか ①とても重要 ②重要 ③どちらでもない ④ない方がよい ⑤時間の無駄	×楽しみにしている／〇特に楽しみにはしていない
（記入例）**テレビ**	×	〇	③	〇
作業の数　　A　個	〇〇の数 B 個／〇×の数 C 個／×〇の数 D 個／××の数 E 個		④と⑤の合計　F 個	〇の数　G 個

起床 ↓ 就寝

料理カードが生活を変える

　外来通院しているヨシミさんは認知症で，夫が付き添ってくる。ヨシミさんの作業療法は，スーパーで売っている野菜をリストにして，その野菜を使った料理レシピを毎回1つ作業療法士と教え合い，料理カードにすることだ。

　例えば，「ホウレンソウのお浸し」は，①ホウレンソウを水洗いする，②鍋に水を入れ沸かす，③ぐつぐつしたら塩とホウレンソウを入れる，④もう一度ぐつぐつしたらザルにあける，⑤水をかける，⑥食べやすい大きさに切る，⑦お皿に盛りつける，⑧鰹節をかける，こんな具合だ。

　ヨシミさんが紹介してくれるのは，いつもつくる夫の好物料理が多い。私はレンジでチンする料理ばかりだ。1週間に1回なので，1月に8枚の料理カードができる。はじめのうちは，思い出しながらカードをつくっていたヨシミさんが2か月ほどたつと，メモしてくるようになった。思い出すのは大変かしら，と考えたが，お料理が工夫されているのがわかる。

　このプログラムを開始してからヨシミさんが2つのことで変わったと，廊下で夫が話してくれた。1つは，ヨシミさんは近くの図書館に通い始めたそう。料理が思いつかなくなったヨシミさん，図書館で料理本を借りてくる。一度家でつくって，おいしいと思ったものの作り方をメモしているとのこと。毎週図書館に行くので，顔見知りができおしゃべりして半日過ごすこともある。家にいると寝てばかりだったので，活動的になって少し安心したそうだ。

　もう1つは，レンジでチンする手抜き料理が増えたこと。笑って話してくれた。

戦略 7 将来の生活も考慮する

　高齢であるクライエントの将来を検討するための戦略です。将来を考え，それに備える能力は，高齢期における状況の変化に適応することを助けてくれます。高齢者は昔話を多くするので，過去を生きていると思われることが多いかもしれません。けれど，どんな年齢であっても，人は今を生きています。

　高齢者が繰り返す昔話は今，現在の解釈による語りです。そして，大切な作業に従事することのできている人は，その作業が広がっていくであろう将来も考えることができているようです。「将来を予測し準備する」と「疾病・障害をもってこれからどう生きるか考える」の2つがその方法です（図1-13）。

❶将来を予測*¹し準備する

　クライエントの思い，望みを現実的な視点で可能かどうか具体的に考える必要があります。先を見ることができないのは，どの年齢にとっても不安なことです。自分でいろんなことが判断できにくくなった高齢期には，いっそうその不安は大きく感じるようです。そのため，クライエントの文脈に沿って流れをとらえて，これからの可能性を探ることが大切です。

　人生のまとめとしての高齢期の生活を考えるために，最近では作業についてのライフレビューを行う**将来展望プログラム**★¹が検討されています。

　💬　お家に帰ってよしではなく，帰った時にはどうしたいのか，具体的に考えていく必要があります。そうしないとまた戻ってきてしまいます。

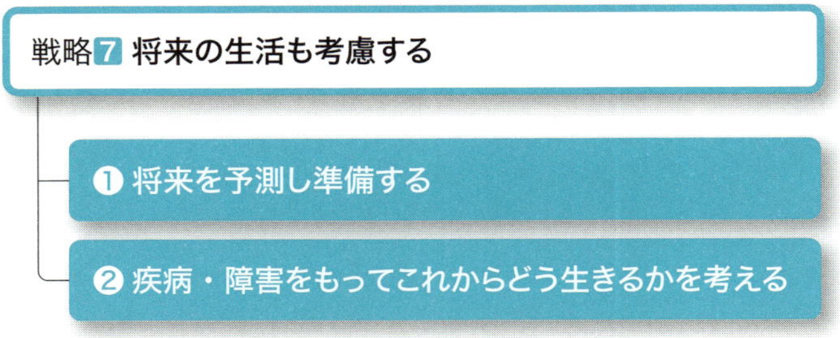

```
┌─ 戦略7 将来の生活も考慮する
│
├─ ❶ 将来を予測し準備する
│
└─ ❷ 疾病・障害をもってこれからどう生きるかを考える
```

図1-13 | [戦略7] 将来の生活も考慮するための方法

❷疾病・障害をもってこれからどう生きるかを考える

　障害や病気が，クライエントの人生にどう影響を及ぼすのかを考慮し，これからを考えます。病気をもって，障害をもって，老いていく，生きる意味を確認していく，ことが作業療法の中でできると思います。

　病の体験[*2]は主観的なものです。日々の暮らしや生き方に不都合を感じている状態といえます。これからをどう生きるかは，個人が"病"に関してもつ意味を示す物語です。これからどのような人生物語が展開していくか。作業療法士は小説家のように，クライエントとともに魅力的な物語を創作創造していく楽しさを感じることができるでしょう。

💬　家に帰った時，これまでの役割が果たせるのか，ご家族との関係はどうなるのか，自分の時間ができた時，これからの人生をどう受け止めていいのか考えなければならないです。この方は奥さんとできるだけ長く，安定した生活を送ることがこれからの生活なのだと思います。そのためには活動性の維持が必要で，趣味の盆栽づくりを活かせるといいなあと考え準備しました。

　以上が「戦略7　将来の生活も考慮する」ための2つの方法です。高齢期の方の人生をまとめ上げる，素敵な物語を展開するお手伝いは魅力的です。

Key Words

*¹ **将来予測**

クライエントの将来を予測することは,過去のデータを用いて分析したからといって簡単にわかるものではない。複雑な社会現象とクライエントの力によるものである。高齢者がこれからをどう生きるか,どうあるべきかを,これまでの文脈にあったかたちで,その文脈を根拠に推測することである。条件的リーズニングは,この予測に基づいたプロセスである。

*² **病の体験**

Kleinmanは,病気を病(illness)と疾患(disease)に分けて理解する医療人類学的前提を示している。疾患は生物医学的モデルの観点から見た病気の再構成概念である。それに対し,病は人間的に本質的な経験である症状や患うことの表現であり,描写やその家族,あるいは社会がどのように認識し,対処するかを示している。

One Point

★1 将来展望プログラム[17]

その人にとって意味をもつ活動,すなわち作業についてライフレビューを行い,人生のまとめとしての高齢期の生活について考えるものである。また,介入ツールとして,系統的な人生の振り返りと

図 1-14 │ 時間的展望表

見通しを行う"時間的展望表"(図1-14)と,これからの生活を構成する作業を具体化する"生活展望表"(図1-15)からなる。

日付：　　年　　月　　日　　　お名前：　　　　　　　年齢：　　歳

理想的な今後の生活について教えて下さい

今後の生活について考えたとき，1日・1週間・1年間を，どのようなことをして過ごしたいと考えますか？
理想的な今後の生活について，**したいこと**を下の空欄に自由に記載して下さい。

【注意】
- 既に決まっている予定だけを書く必要はありません。
- 全ての空欄を埋める必要はありません。　思いついた箇所だけで結構です。

1日
午前 5時
6時
7時
8時
9時
10時
11時
12時
午後 1時
2時
3時
4時
5時
6時
7時
8時
9時
10時
11時
12時
午前 1時

1週間
月曜日
火曜日
水曜日
木曜日
金曜日
土曜日
日曜日

1年
1月
2月
3月
4月
5月
6月
7月
8月
9月
10月
11月
12月

図1-15｜生活展望表

Chapter 4 物理的・人的環境を調整する

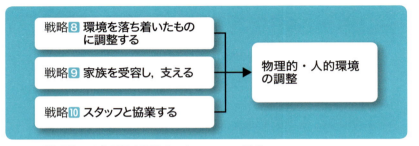

図 1-16 | 物理的・人的環境を調整するための3つの戦略

　高齢者に対する作業療法士の行動の特徴的な点として，「環境の調整」が挙げられます。老化を基盤とした機能低下や能力低下による喪失経験が加わると，これまでもち続けてきた安心感のよりどころや生きる意味を失うことが増えていきます。そのため，価値観の崩壊や混沌とした状態に置かれたストレスの多い状態に直面するので，「環境の調整」の重要性が増すわけです。まさに，人間と環境との相互作用[*1]のバランスの崩れです。

　このような状況にあると，人間は本来の能力を発揮することが十分にできなくなるといわれています。けれど作業療法の対象の多くはこの状態に陥っている高齢者であるため，作業を始める前提としてはまずは安全で安心できる環境づくりが基本といえましょう。なお，環境は物理的な環境だけではなく，人や文化など社会的環境も含んでいます。高齢者を対象とした環境調整の観点[*1]は広い視点です。そのための戦略が，①環境を落ち着いたものに調整する，②家族を受容し，支える，そして③スタッフと協業するの3つです（図1-16）。

★1 環境調整の観点

高齢者を対象とした環境調整は，自分らしい暮らしをしたい・続けたい，住み慣れた環境で暮らしたいという思いをかなえるための手段です。生活（くらし）という観点に立ち，全体的に見ることが重要です。車椅子や杖なども含む福祉用具を用いること，配置換えや模様替え，住宅改修はもちろん，作業意欲を引き出す視点が作業療法には必要となります。

高齢者が文化や経済的状況，そして政治的状況も含めた環境と交流するために作業があります（図1-17）。作業の従事はどのような作業課題であるかはもちろんのこと，どのような空間で，誰と，どんな社会集団で，どんなものや情報を使うかが影響します。

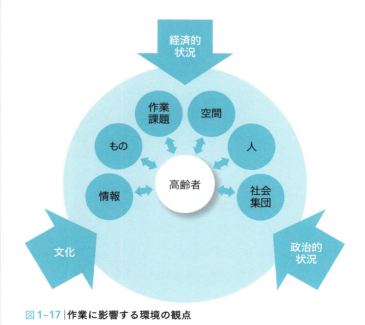

図1-17｜作業に影響する環境の観点

戦略 8　環境を落ち着いたものに調整する

　作業従事にあたって，クライエントが安心できるように，物理的環境および人的環境を調整するための行動が必要です。まずは，環境からの「感覚刺激をコントロールする」，「なじみの環境をつくる」，そして「長く関わる」ことが必要です（図1-18）。

❶感覚刺激をコントロールする

　クライエントの状態によって感覚刺激をコントロールし，混乱しないような環境づくりをすることです。私たちの環境には多くの刺激があふれています。若い時には自分に必要な情報を見つけ出すことは，それほど難しいことではありません。ですが，高齢期に入るとたくさんの情報は混乱を招きます。安心のためには感覚刺激をコントロールする必要があります。

　作業療法の治療法の1つの感覚統合アプローチ[*2]は，神経系の操作することを重要としています。神経系の操作により，覚醒レベルの変化，気分転換，動機づけ，ストレス発散が期待されます。環境から提供される感覚刺激を丁寧に分析してみることも大切です。

> 💬　姿勢や肢位によって刺激の入り方が違います。人それぞれで，いろいろ試して，その方が不快にならないようにします。声のかけ方，他の患者さんからの刺激によってはパニックになることもあります。そうならないように適度な刺激，落ちついた環境を用意しました。

```
┌─────────────────────────────────────────┐
│ 戦略8 環境を落ち着いたものに調整する      │
└─────────────────────────────────────────┘
    ├─ ❶ 感覚刺激をコントロールする
    ├─ ❷ なじみの環境をつくる
    └─ ❸ 長く関わる
```

図 1-18 ［戦略8］環境を落ち着いたものに調整するための方法

❷なじみの環境をつくる

いつもの場所，いつもの仲間，いつものセラピストというように，作業療法場面をクライエントにとってなじみの場所にします。"なじみ"はいつものとおりであること，よく知っていることです。安定している環境です。これは大きな安心につながります。

> 💬 この人とだったらうまくいくだろうと思う人たちの中に入ってもらいました。あとは毎日同じ時間にして，慣れてくるように，おなじみさんになってもらいました。話題の振り方も初めは同じことを繰り返していました。そうすると安心できるのか，笑顔が多くなりました。

❸長く関わる

クライエントとセラピストの関係を何らかのかたちで継続していくことです。信頼関係に基づく人間関係の基礎は，二者の人間の間に生じるあらゆるやり取りの根本といえます。高齢者と作業療法士の関係においては，作業療法士がクライエントを援助することと，その目的は明確で

す．クライエントからの信頼は，その関係の相互作用によるもので土台となります．成立するまでは常に相互的であるわけではありません．そのため，クライエントの健康に対して一貫した関心をもち続けることは，作業療法士の責任と考えます．作業療法士は時にクライエントの怒りや不信を買うこともあり，失敗に打ちのめされる感情を経験するかもしれません．それでも，高齢のクライエントと相互交流できるよう，クライエントの物語を理解できるよう長く関わることは必要です．

> 💬 信頼関係ができてきて，そのために希望も聞けて，長いつきあいとなっている感じです．「私とは長いつきあいなんです」と，他の患者さんに私について話しているのを聞きます．長いつきあいというのが大事なんだと思います．長い，安定したつきあいと言うことなんですね．

以上が，「戦略8　環境を落ち着いたものに調整する」ための３つの行動です．安全や安定が環境の調整により満足されると，社会的欲求が起きてくるというのはMaslow（マズロー）の内面的欲求５段階[*1]で説明がつきます．この考え方では，安全欲求をかなえることは，人が社会生活を送る前提となるわけです．

Key Words

[*1] **人間と環境との相互作用**
クライエントである人間と環境との関係は，相互に影響しあっている関係である．作業療法では，人間とその環境との関係は親密ととらえている．環境は人間が行うことと，それが行われるやり方に影響を及ぼす．一方，人間は絶えず特定の種類の環境を求め，自分の目標に向けて環境を変えようとしている．

[*2] **感覚統合アプローチ**
意味があり楽しめる課題をやり遂げる中で，複数の感覚情報源を用いて統合する支援を重視する，感覚統合モデルのアプローチ．高齢者の場合は，運動麻痺やギプス固定による運動制限，視覚や聴覚の低下などは急激な感覚入力の減少と考えられる．そのため，感覚統合アプローチ適用の可能性が期待できる．

★1 Maslowの欲求5段階説

人間の欲求は5段階のピラミッドのように構成されており、低階層の欲求が満たされると、より高次の階層の欲求を欲するというものです（図1-19）。

生理的欲求：食事や睡眠、排泄などの生命を維持するための本能的な欲求です。最も主要な動機づけです。人間にとってこの欲求しか見られないほどの状況は一般的ではありません。そのため、障害や病気をもった場合の最優先課題となります。

安全の欲求：安全性、経済的安定性、健康状態の維持、暮らしの維持など、予測可能で秩序だった状態を得ようとする欲求です。安全な環境を自ら確保できない場合、環境調整が必要となります。

社会的欲求：生理的欲求と安全の欲求が満たされると、この欲求が現れます。自分が社会に必要とされている、果たせる社会的役割があるという感覚です。

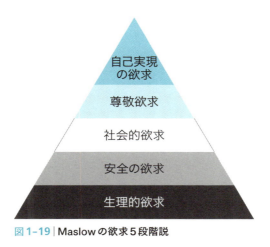

図1-19 | Maslowの欲求5段階説

戦略 9 家族を受容し，支える

　先にも述べたように，高齢期にあるクライエントは，人生の大切なことを自分で決定する機会が少なくなります。重要であればあるほど，家族の意向が影響することになるでしょう。家族の考え方が高齢者のこれからの生き方に大きな影響を与えます。また，高齢者とともに生きる家族ですから，家族もクライエントという考え方が必要です。

　そのため，クライエントの家族と関わる戦略として「家族のストレスを発散させる」，「家族に教育的に関わる」，「変化をフィードバックし家族の変化を促す」，そして「クライエントの文脈を理解し通訳する」という方法が期待されます（図1-20）。

❶家族のストレスを発散させる

　クライエントをケアする際に，家族が感じるストレスを発散するための援助を行います。日々の生活の中で工夫して，我慢して，高齢家族を受け入れようと努力しています。ですから，不満や不安が家族にあるのは当たり前です。家族の判断を重視し保障することが，高齢者にとって安心できる結果となることが多いです。

　💬　外泊時のことを昼間寝てばかりいるとか，目が離せないとか，問題点ばかりおっしゃってました。それが外泊のたびにあって。まず，病院にいらした時には，ご家族の不満を聞きました。

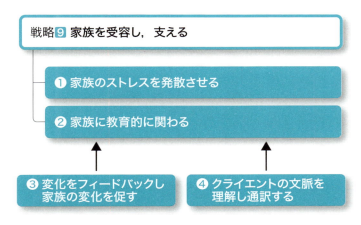

図1-20 ［戦略⑨］家族を受容し，支えるための方法

❷家族に教育的に関わる

　障害をもつ，もたないにかかわらず，親に対してどう接してよいかわからない場合が少なくありません。家族だからこそ，気持ちがあってもうまくできないこともあります。家族に対して，クライエントの接し方や疾病・障害の理解の技術を伝達することは大切です。

　💬　認知症のお母さんにご家族はどう接していいのか混乱していました。それで作業療法室の場面をみていただくようにしました。私が隣に座ってゆっくり話しかけるとそれに適切に応える姿や，一緒に手芸をする姿を通して，こんなこともできるのかとわかってもらえたと思います。

❸変化をフィードバックし家族の変化を促す

　作業療法などにより生じたクライエントの変化，あるいは家族の変化をフィードバックすることで，高齢者だけではなく家族自身の変化も促

進することにつながります。変化を感じることは，些細なことでも救いになります。指摘がないとその変化に気づけないこともあります。"気づく"と行動も変わります。安心にもなります。

💬　ご家族の接し方が変わったんです。嬉しくなったのでご家族にそのことを話しましたら，意外と気がついていなかったんですね。で，お父さんへの接し方がこんな風に変わったようにみえますと，話すようにしました。ご家族も安心されますし，気が楽になるようですし。ちょっとしたことに気をつけるだけでよいということを，わかってくださったようでした。

❹クライエントの文脈を理解し通訳する

　家族だからわかりあえるわけではありません。家族だからこそ見えないこと，言えないこともあるでしょう。家族にはそれぞれ長い歴史があります。子どもが親の人生物語を想像し，一緒に創造できないことは珍しくありません。知らないことのほうが多いです。

　また，老いたから，障害をもったから，病気になったから介護するのは当たり前ではありません。高齢の親の気持ちや考えを伝えること，あるいはわかりあうことは，実は難しいものです。そのため，家族に対してクライエントの意思や意図を代弁して伝える作業療法士のような第三者の存在が必要です。

💬　患者さんは患者さんなりに遠慮しているのですが，ご家族にはわかってもらえないことがありました。興奮している時も，家族は何が原因なのかわからなくて，不安になる。それで，なぜそうなのか，きっとこんなことが言いたいのではないかと伝えることが，この方の場合は多かったです。

以上4つが,「**戦略❾　家族を受容し,支える**」ための方法です。家族は家族のメンバーを社会から守ったり,幸福の追求を支えたりするものです。しかし,家族はとても脆弱なシステムでもあります。誰かが自らの信念を絶対として支配的な振る舞いや,必要な役割を果たせなかった場合には,機能不全に陥ることもあります。

未亡人クラブの活躍

　アルツハイマー病で前立腺がんだった夫を亡くしたアキさんは，最後まで介護できなかった悔みをもち，悲しくて，抑うつ状態が長く続いた。夫は認知症の症状がひどくなり，1人で介護できずに特別養護老人ホームに入った後にがんが見つかったのだ。どうして病気に気がつかなかったのだろうと自責と悔恨が渦巻いていた。母を心配した娘の相談を受け，デイケアに参加することになった。

　アキさんが続けてデイケアに参加できるようになった時，未亡人クラブが活躍し始めた。未亡人クラブは配偶者を亡くしたメンバーたちだ。彼女たちはアキさんに自分の体験を話す。そして，「3年は悲しんでいいんだよ。悲しい，さびしいと言ってあげるんだよ」という。「（その間に）三回忌法要もある。やるべきことがたくさんある。そうしたら，自分のことを考えることができるのよ」。

　未亡人クラブの活躍は配偶者を亡くした人に対してだけではなかった。友人を失った若い作業療法士にも話してくれた。「誰でもいつかは死ぬんだよ」，「早いか遅いかの違いだよ」，「早いからかわいそうというわけではないんだよ」，「悲しくても残ったものはご飯を食べて生きるんだよ」と話してくれる。心にしみて，癒される。一方的にケアされるだけの存在なんてないことに気がつかされる。みんながケアし，そしてケアされている。

　友人の若い遺影の話をしているうちに，デイケアメンバーで毎年遺影を撮ることに話がまとまった。年に一度のお花見で，いつもより少しおめかししたメンバーが，自分の気に入った桜の木の下でモデルになる撮影会が続いている。

戦略 10 スタッフと協業する

　この戦略は，リハビリテーション（リハ）に関わる他職種との協業のためのものです。高齢者の支援のために，スタッフとの協業のあり方を考える参考になるものです。「情報交換を行う」ことと「クライアントもチームのメンバーと意識する」ことが必要です（図1-21）。

❶情報交換を行う

　クライアントに最適な治療を提供するために，意見や情報交換を十分行い，リハ方針を協議します。すなわち，**チームアプローチ**[*1]です。チームアプローチの基本は情報の共有です。専門分化した知識や技術をクライアントに適切に提供するだけなく，この情報に基づきサービスを展開することが求められます。

> 　入院前に訪問していたスタッフからの情報は重要でした。これを入院スタッフで検討して，どのようにアプローチするか協議しました。

❷クライアントもメンバーと意識する

　クライアントである高齢者もチームにおける対等なメンバーとみなし，クライアントのQOL向上という共通の目的のためのチームづくりがなされます。この視点が最も効果を示すものです。そこで，**環境に対するクライアントの認識**[*1]を確認します。

　さらに，家族もクライアントであることを忘れてはいけません。

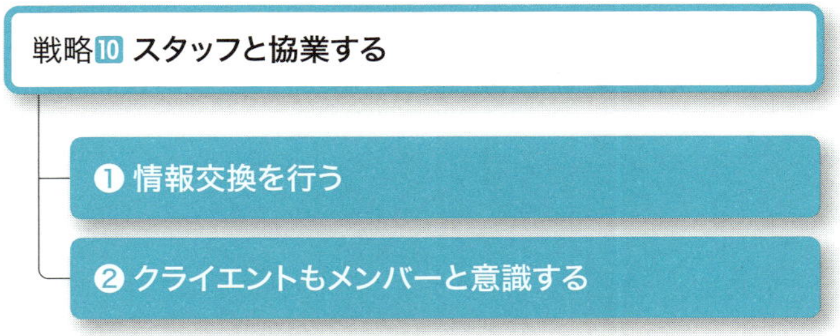

```
┌─────────────────────────────────────────────┐
│ 戦略❿ スタッフと協業する                    │
└─────────────────────────────────────────────┘
     │
     ├──┤❶ 情報交換を行う ├──
     │
     └──┤❷ クライエントもメンバーと意識する├──
```

図 1-21 | [戦略❿] スタッフと協業するための方法

> 💬　クライエントもメンバーです。きちんと話をして理解していただいたうえで了解していただかないと，有効な結果につながらないと思います。もちろんご家族の協力も大きかったです。カンファレンスの結果をご本人とご家族に説明し，確認しながら進めました。

　以上が，「**戦略❿　スタッフと協業する**」ための2つの方法です。作業療法士もチームのメンバーです。チームアプローチを実践するうえで大切なことは，多方面からの情報を共有し，より専門性を高めていくことが求められています。私たち自身のコミュニケーションと交流技能も大切です。

　高齢者が介護される人から主体的で積極的な生活をする人になるため，<u>生活行為向上マネジメント</u>[*2]が掲げられています。これは家族をも支えるものでもあります。全体像をとらえ，高齢者本人，家族，そしてスタッフと協業するための有効なツールです。

Key Words

*¹ **チームアプローチ**
　医療サービスが高度化，複雑化する現代の医療や福祉において，チームアプローチは欠かせない。クライエントの情報と目標を共有し，チームメンバーがもつ専門的な知識や技術を生かしてサービスを提供する。

*² **生活行為向上マネジメント（MTDLP）**
　生活行為とは生活の中の活動であり，作業のことである。生活行為向上マネジメントは，高齢者や障害をもった者が介護される人から，主体的で積極的な生活をする人になるために，「意味ある作業に焦点を当てた支援の流れ，支援の計画」である。生活行為の自立を目指すため，高齢者自身とご家族との日課や習慣がかたちづくられるものである。

column

髪は女の命だけど

　髪の抜けるのが気になるツヤコさん。このまま抜けたらどうなるだろうと，心配で気になって眠れない。少しでも抜け毛を減らしたく，担当作業療法士の私との話は髪のことばかり。そこで，髪に良いことは何だろうと，図書館へ。栄養，シャンプー，養毛剤にブラシ，マッサージ。それぞれを調べて，試してみることにした。

　まじめなツヤコさんはきちんと調べて，試してくる。「そんなにすぐには効果出ないですよ」と言いながら，さてどうしようと悩む私。困っていた私の助け舟をと，同僚の作業療法士が髪の少ない男性患者イクオさんを隣に座らせてくれた。イクオさん，「最近薬のせいか，髪が抜けるんだ。このままではまずいんだけど，どうしたらいい？」。海藻の料理を多くつくってもらい，養毛剤でマッサージを欠かさず，シャンプーは刺激の少ないものにしているそう。

　この話にツヤコさんは笑いをこらえるのに必死。イクオさんが戻ってから，「髪のこと，考えるのやめました。もっと大変な人がいました」と。どうしようと思っていたので，ほっとしたところ，今度はイクオさんが私の担当になった。

One Point

★1 環境に対するクライエントの認識[23]

　高齢者を対象とした環境調整にあたり、高齢者が自分の環境をどのように認識しているかを把握しておくことは重要です。

　クライエントの環境の満足度を測定するために、「作業に関する自己評価　改訂第2版OSA-Ⅱ」が使えます。環境についての項目を表1-6に抜粋します。

表1-6 │「作業に関する自己評価 改訂第2版OSA-Ⅱ」の環境の項目

自分の環境について	意味	例
自分が生活して体を休ませる場所	生活の場所と考えている物理的空間をもっている	家、アパート、施設の部屋など
自分が生産的になる場所	自分の課題を行うことのできる物理的空間	職場、図書館、台所、作業場など
自分が生活して体を休まるために必要な物	生活することや健康のために必要な物	収入、食べ物、医療、補助具など
自分が生産的にあるために必要な物	課題を行うために必要な物	道具、手段など
自分を支えて励ましてくれる人	自分を導き、快適にし、望みや再保証を提供し、希望を与えてくれる人	家族、友人、同僚、医療スタッフなど
自分と一緒にやってくれる人	自分と時間を過ごし、興味を共有する人	家族、友人など
自分が大事にしたり好きなことをする機会	物事を行う機会をもたらす状況	コンサート、イベント、集いなど
自分が行けて楽しめる場所	自分が楽しむために行ける物理的空間	公園、体育館、劇場、自然環境など

Part 1「作業療法10の戦略」のまとめ

　高齢者をクライエントとした作業療法の実践には，「クライエントを受容し尊重する」こと，「作業の周到な準備と臨機応変な対処により，作業を成功に導く」こと，「作業の習慣化により，生活リズムを構成する」，および「物理的・人的環境の調整をする」ために，クライエントが他者との時間・空間・経験を共有するために有効な10の戦略があります（図1-22）。そのうち，「戦略❶　クライエントの文脈を理解する」ことと「戦略❷　ありのままを受け入れ尊重する」こと，そして「戦略❸　作業が成功するように準備する」ことは重要であり，高齢者に対する作業療法の前提になるものといえます。

　これらの戦略は，高齢者と作業療法士の人間関係を基礎に展開されるものです。繰り返しになりますが，その目的は作業療法士がクライエントである高齢者をサポートすることと明確です。作業療法士への信頼は，その関係の相互性を可能にするための土台となります。

　信頼関係の成立までは，高齢者の怒りや不信にあい，失敗にうちのめされる経験をすることもあるかもしれません。それでも高齢者の健康に対して，一貫した関心をもち続けることが作業療法士の責任と考えます。そして，このような戦略の展開が，次のPart 2の「高齢者が認める作業療法の効果」につながります。

chapter 1
クライエントを受容し尊重する

戦略1 クライエントの文脈を理解する
① 語りを重視する
② クライエントの文脈で事象を理解する
③ 「人生のテーマ」をネーミングする
④ 作業歴を把握する

戦略2 ありのままを受け入れ尊重する
① 味方だと伝える
② 拒否された時は引き下がる
③ 最初に求められる機能訓練に対応する
④ アイデアや工夫を大切にする
⑤ 作業選択の機会を提供する
⑥ 大切なことやものを整理する
⑦ 話を傾聴する
⑧ クライエントのそばで見守る
⑨ わかりやすく説明する

chapter 2
作業の周到な準備と臨機応変な対処により，作業を成功に導く

戦略3 作業が成功するように準備する
① 作業の導入を工夫する
② なじみの作業を用いる
③ 失敗の不安を取り除く
④ 道具の使い方のコツを伝える
⑤ 作業に習熟するために段階づけをする
⑥ 成功を次の作業につなげる
⑦ クライエントが自分の作品と思えるようにする
⑧ 問題を予知し，先の見通しを立てる
⑨ ストレス発散の場にする

戦略4 作業中の状態を見て臨機応変に対処する
① 症状をモニタリングする
② クライエントの行動や反応を注意深く観察する
③ 変化の兆候パターンを把握する
④ 痛みにはすぐに対応する
⑤ スタンバイしている環境にする

戦略5 クライエントの能力を評価してフィードバックする
① クライエントの能力を判断する
② できることを評価し，フィードバックする

chapter 4
物理的・人的環境を調整する

戦略8 環境を落ち着いたものに調整する
① 感覚刺激をコントロールする
② なじみの環境をつくる
③ 長く関わる

戦略9 家族を受容し，支える
① 家族のストレスを発散させる
② 家族に教育的に関わる
③ 変化をフィードバックし家族の変化を促す
④ クライエントの文脈を理解し通訳する

戦略10 スタッフと協業する
① 情報交換を行う
② クライエントもメンバーと意識する

chapter 3
作業の習慣化により，生活リズムを構成する

戦略6 作業により良い習慣・生活リズムをつくる
① 役割をもつ・社会的役割を果たせるようにする
② 作業により日課をコントロールする
③ 作業の習熟により生活の中に余裕をつくる
④ 作業バランスを整える

戦略7 将来の生活も考慮する
① 将来を予測し準備する
② 疾病・障害をもってこれからどう生きるかを考える

図 1-22 | 高齢者を対象とした作業療法士の実践的10の戦略とその行動

Part 2

私らしく
作業に従事する

高齢者が認める
作業療法の効果

Part 1で述べてきた作業療法の戦略を使った実践では，どのような効果が期待できるのでしょうか。このPart 2では，作業療法の効果を考えてみます。

　作業療法はクライエント中心の実践です。そのため，提供した作業療法が成功したかどうかを決定するのは，そのサービスを必要としたクライエントの判断であるべきです。そこで，今度は前述した研究の一部であるクライエントの視点から見えてくる作業療法の効果を示します。作業療法を受けた28人の高齢者のインタビューから，作業療法はどのような役割を果たすのか，その効果を何と考えているのかを分析したものです。

　高齢期にあるクライエントは，自分の受けた作業療法に次の5つの効果を実感していることがわかりました。①受容され尊重される，②心身へのプラスの影響がある，③他者との時間・空間・経験を共有できる，④課題への挑戦と能力の自己認識ができる，そして，⑤習慣と役割が形成される，です（図2-1）。さらに，この5つの効果は9つの意味をもって

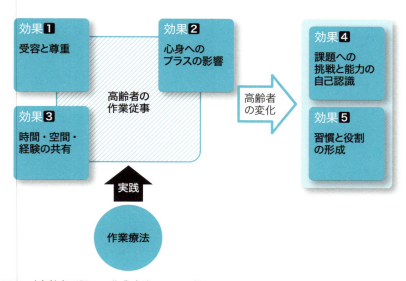

図2-1｜高齢者が認める作業療法の5つの効果

いました。次からは作業療法の実践により高齢者が感じていた意味や変化などの効果について，詳細を述べていきます。

効果 1 受容と尊重

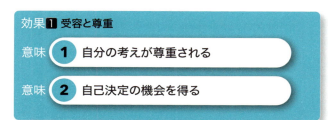

図2-2 | 高齢者が感じた [受容と尊重] の意味

　高齢者は作業療法の戦略を用いた支援により，作業に従事すること，すなわち作業に参加し遂行するという体験をしています。作業療法の過程の中で作業に従事することに意味を感じ，そこから生じる変化を効果と認識しているのです。

　高齢者が「受容され尊重される」効果ととらえるには，「自分の考えが尊重される」ことと「自己決定の機会を得る」の2つの意味があります（**図2-2**）。

| 作業療法の意味 | **1** | **自分の考えが尊重される** |

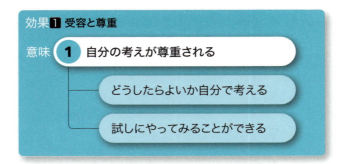

図2-3 | [自分の考えが尊重される]ために作業療法から提供されたもの

　高齢者が作業に従事することにより，「できないことに気がつき，どうしたらよいかを考えるようになった」，「病気よりも，やることがなくなることが怖いと思った」，「してみないとわからないことをやらせてくれた」など，自分の考えが尊重され，受け入れられたことを作業療法から提供されたものとして実感しています。試してみる，とりあえずやってみることが，自分の考えや可能性を信じてくれるからこそできるものという認識です（図2-3）。

💬　（障害は）思ったより大したことはなかった。それよりもやることがなくなることの方が心配と思った。無理かもしれないけれどやらせてもらいました。

💬　こうしたらいいかなって考えるだろう。それをあの人（作業療法士）はやらせてくれるんだ。箸は無理だけど，スプーンは使いたくない。なら，ピンセットを使ってはどうかって言うと，すぐに用意してくれて，練習させてくれる。今じゃ食事の必需品だ。

> 家族に迷惑をかけず，できることは自分でやって，でも家族の生活を楽しみたいんだよね。家族って難しいんですよ。それで自分でやらなくっちゃって頑張ったんですよね。

作業療法の意味

2 自己決定の機会を得る

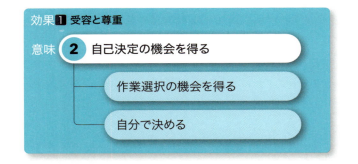

図2-4｜[自己決定の機会を得る]ために作業療法から提供されたもの

　高齢者は作業療法の過程で「作業選択の機会を得る」，「自分で決める」というように，自分で選ぶ，あるいは決定することができたという実感を得ています。自由にならない闘病生活や入院生活の中で，作業療法は自由で特別な時間や空間になっていることがわかります。自分でコントロールできるという感覚をもつ大切さです（図2-4）。

> 初めての体験で，挑戦だったんです。刺繍はいくつかの手芸から選んだんです。難しいですが，自分で選んだんでやりますよ。

> ここは細かく時間が決まっていないので，患者の気分によってなんです。だから自分で，何時に来ると決めることができるんです。

CASE 01

作業選択の機会を提供した物語

タローさん：67歳，右麻痺の男性／作業療法士ヒロミさん：経験3年

タローさんのインタビューより：あの先生（作業療法士）は何でも1人では決めない。こうしようと思うのですけれど，どうですかと必ず聞くんだ。自分で選んでよいというのは新鮮だった。いい感じで力が抜けた。これまでそんな風でなかった。だからなんだか（作業療法を）始めてもいいかなって，思えたんだと思う。

ヒロミさんのインタビューより：これ（クライエントに選択をゆだねること）でよいのかという不安がありました。作業療法士としていろんなアプローチができるのに，自分のものがないような気がして。それでも思いきって，タローさんに聞きました。タローさんはそれをとっても喜んでくれました。選択肢を用意するということが，こんなに大切なことだったのだと気がつきました。

はじめはタローさんに必要な作業の選択に戸惑っていたヒロミさんでしたが，何をしたいかタローさんに尋ねました。この時の反応から，タローさん自身により作業を選択・決定することの意義を感じています。それ以後は障害がこれからの人生にどう影響を及ぼすのかを考えながら，クライエントに種々の選択肢を提示し，情報を提供することにより選択できるよう配慮しています。

タローさんの物語（CASE 01）では，作業療法の「**戦略2　ありのままを受け入れ尊重する**」の中の「作業選択の機会を提供する」を大切にしています。加えて，「**戦略7　将来の生活も考慮する**」ことをクライエントが意識できるよう展開させています。その結果，「**効果1　受容と尊重**」につながるものでした。

　以上が，高齢者が作業療法から提供されていると感じる「受容され尊重される」効果です。作業療法の戦略を使った実践により作業に従事することで，自分の考えが尊重されること，また，自己決定の機会があることに意味を感じています。

効果 2 心身へのプラスの影響

効果 2 心身へのプラスの影響
- 意味 3 身体・認知機能への良い影響
- 意味 4 作業を通して達成感を得る

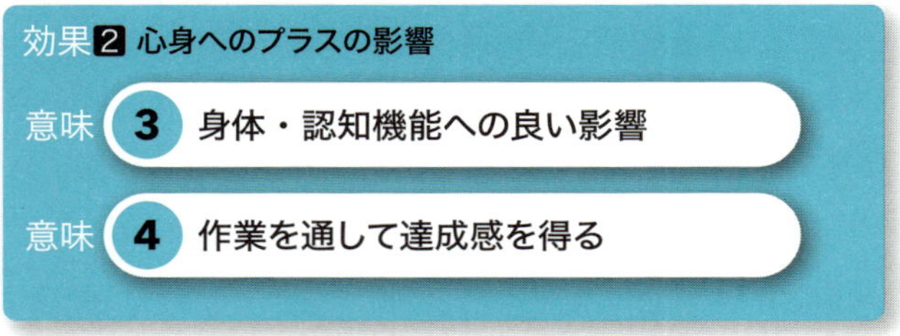

図2-5｜高齢者が感じた［心身へのプラスの影響］の意味

　高齢者は作業療法の戦略を用いた支援により，積極的に作業に従事することができ，これにより心身へのプラスの影響を認めています。1つは，「身体機能や認知機能に良い影響」を及ぼしているという実感です。また，機能訓練以上に「作業を通して達成感を得る」ことが，その効果を増すことに気づいています（図2-5）。

作業療法 の意味

3 身体・認知機能への良い影響

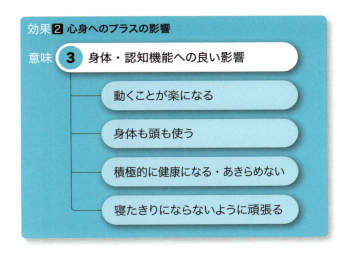

図2-6 [身体・認知機能への良い影響]のために作業療法から提供されたもの

　クライエントは作業療法の後に,「動くことが楽になる」と作業に従事する意味を実感しているものです。さらに, 作業の遂行によって「身体も頭も使う」と感じていることがわかりました。

　また, "病気はすぐには治るなんて思っていないけれど, これ以上悪くならないように", "あきらめてはいない"などと, 健康の獲得に受け身ではなく「積極的に健康になる・あきらめない」姿勢であることを重視しています。機能を維持することは決して消極的なものではなく, 積極的な守りと捉えています。歳だからとあきらめるのではなく, 少しでも前向きな目標を見いだす努力です。

　その一方で, 寝たきりになる不安を抱え, 症状に敏感になるなどの葛藤をもつ人も少なくありません。「寝たきりにならないように頑張る」ことができるのは, 作業療法の意味と受け止めています。高齢者にとって,

健康とは症状の改善と生活の中で動作が楽になることが含まれています（図2-6）。

💬 　手を動かすと，痛みもしびれも和らぐんです。急に良くなるとは思っていませんが，治るほうが良いに決まっています。私はリハビリのために家族と一緒に頑張っているんです。自分の生活はリハビリがすべてなんです。

💬 　変わらないかもしれないけれど，自分の身体だから，見捨てられません。大事にしないとね。生きること，治すことが目標です。リハビリがこれからを左右します。

💬 　退院したら，自分は寝たきりになってしまうと思っていたんです。病気のことしか考えていなかったし，このままベッドの上で一生過ごしたくないと思っていた。でも，そうではなかったんです。

💬 　以前は革細工をしていたんですけれど，できると思ってネット手芸をやってみたら，そう簡単ではないんです。何もしないでいると気がつかないんですけれど，身体の衰え方がこれまでと違ったんです。何かをすると気がつくことってあるんです。だから私は注意できるんです。

CASE 02 身体機能を維持する作業提供の物語

ウメコさん：80歳，腰椎症の女性／作業療法士ツバサさん：経験3年

観察メモより：11時半ごろ，歩行器で雑巾を持ちウメコさん来室。他患者の使った流し台を拭き始める。歩行器の使用は流し台まで。流し台の拭き掃除が終わると，伝い歩きで机へと移動し，机の上を拭く。スタッフに「ご苦労様です」と声をかけられると，にこやかに頭を下げている。担当の作業療法士は，机を拭くために移動するウメコさんのじゃまになりそうな椅子を移動させている。

ウメコさんのインタビューより：机を拭くということ，お掃除することが私のリハビリです。杖をつかないで歩く練習になるんですよ。杖をつかないで移動できるんですね。私にはこういう運動が必要なんです。お掃除するリハビリなんて，変わっていると思いました。私は座って何かすることより，この運動が大切なんです。そのことがわかってくれる人（作業療法士）なんですよ。

ツバサさんのインタビューより：ウメコさんは80歳ですが，年齢のわりに若々しいです。ご本人もそのことは自覚していて，若くみえることに満足しています。健康になりたいという意識が強いです。そのため，姿勢の不良や動きが遅くなることに対しての不安は強いです。ご本人のなかで，お掃除にこだわりがあったので，実際に掃除をしながら歩行の安定，持久力をみてきました。最初は病院で掃除をすることに驚いていましたが，他の患者さんと違うことをすることを面白がり，モップを使うことを受け入れました。最初は10分のモップがけに汗を流して，休憩が必要でした。

　今に休んでくださいと言わないと30分は続けています。歩行器をはずすことに抵抗していたのが，いつの間にか，気がついたら

歩行器を使っていない。そんな感じでした。最近では，お昼前に作業療法室へ来て，流し台を拭いてくれています。しっかり安定した立位で，ご本人も自信をもっていますね。

　ウメコさんは，運動によって積極的に健康になりたいという気持ちをもっていました。また，「お掃除ができること」，「他者と違うこと」，「作業療法士との関係」の意義を語っていました。運動したいという気持ちを受け止め，作業療法士は無理なく身体を動かす機会を提供します。また，それを毎日続けることができるよう，人の役に立つという価値も付加させていました。

ウメコさんの物語（CASE 02）では，作業療法の「**戦略❸　作業が成功するように準備する**」の中の「作業の導入の工夫」がなされています。また，症状をモニタリングするといった「**戦略❹　作業中の状態を見て臨機応変に対処する**」ことがなされています。さらにこれらに社会的役割を果たすという「**戦略❻　作業により良い習慣・生活リズムをつくる**」ことが展開しています。

　この結果として，ウメコさんは作業療法士に親しみと信頼をもち（意味⑤　作業療法士への親しみと信頼），他者とは違う自分の存在を認め（意味⑧　ありのままの能力の認識），そして，役割をもつ（意味⑨　活動的習慣・役割の形成をもたらす）効果を認識しています（→119頁）。

作業療法の意味　4　作業を通して達成感を得る

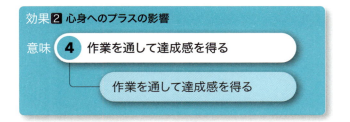

図2-7｜[作業を通して達成感を得る]ために作業療法から提供されたもの

　作業に従事することにより，作業を通してクライエントは「達成感」を得ています。この達成感をもつことにより，心身のプラスの影響が大きくなることを知っています（図2-7）。

💬　どうやったらいいかなあ，何を作ろうかなって，ここ（病室）でも考えているんです。（作品作りの）腕が上がったよ。（作品の）できあが

りが違うよ。

💬 あの人（作業療法士）には将棋を教えてやった。先生（高齢者自身）はいいのに，生徒（作業療法士）の覚えが悪くて苦労したよ。

💬 何か役に立つことができそうな気がします。この年になって必要なことって，人の役に立つ役割なんですよ。私これでも役に立っているんです。

💬 次から次へと考えがわいて，集中できて，おかしいくらい上手にできた。今思うと好きだから集中できるんだね。

以上が，作業に従事することで「身体・認知機能への良い影響」と「作業を通して達成感を得る」という心身へのプラスの影響を実感している効果です。

効果 3 時間・空間・経験の共有

効果 3 時間・空間・経験の共有
意味 5 作業療法士への親しみと信頼
意味 6 他者と時間・空間・経験を共有する

図 2-8 | 高齢者が感じた[時間・空間・経験の共有]の意味

　高齢者は作業療法士の戦略に基づき作業に従事することにより，「作業療法士への親しみと信頼」と「他者と時間・空間・経験の共有ができる」実感を得ています。作業療法士との信頼関係の成立が他者にも広がり，時間と空間，そして経験の共有へと展開していきます（図2-8）。

作業療法の意味 **5** 作業を通して作業療法士への親しみと信頼感をもつ

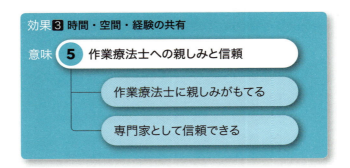

図2-9｜[作業療法士への親しみと信頼]のために作業療法から提供されたもの

　高齢者は若い作業療法士に親しみをもつ一方で，専門家としての作業療法士に信頼と安心感を得，老いを生きる精神的な支えを得ています。不安を抱える高齢者にとって支えとなるのは，信頼できる家族やスタッフとしての作業療法士の存在です。いざという時に助けてくれるという期待は，安心できる環境設定に不可欠のものです。理解されている，わかっていてくれているという信頼は大きなもの。「作業療法士に親しみがもてる」ことと「専門家として信頼できる」ことは，作業に安心して従事するための基本となります（**図2-9**）。

Q　若い人（作業療法士）の一生懸命さにさわやかになる。若いころを思い出します。さわやかでいいですね。

Q　今の男の人は協力的なんだね，だから子どもがいてもああやって働けるんだ。若い人の生活がねえ，いいなあと思って（作業療法士の）話を聞いているよ。私の時はそうでなかった。これからも頑張って欲しいから応援したくなる。

💬　どこでもおばあちゃんと言われたんですけれど，あの人は決しておばあちゃんとは言わないんです。患者を差別しません。急所急所を押さえているんですよね。そのためによく勉強していると思います。

💬　一生懸命して下さるので感心しているし，調子が悪いと心配してくれるんです。それが本当に伝わってくるので，安心です。やりすぎをセーブしてくれる人です。やりすぎというのは，やっている時は自分でわからないんですよ。

💬　もう少ししたいと思ったころに終わりにされるんです。必ず止められる。自分はこれまでそうやって無理をしてきたんだなあと感じました。だから苦しくなったんだと気がつきました。そういうことを気がつかせてくれる人なんです。私のことをよくわかっているんです。

作業療法の意味 **6　作業に従事することで，他者と時間・空間・経験を共有する**

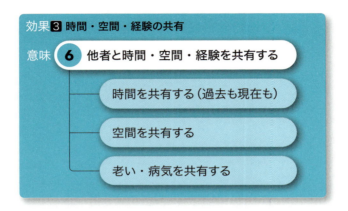

図2-10 ［他者と時間・空間・経験を共有する］ために作業療法から提供されたもの

　高齢者は同じ病気，障害や同年齢の人と作業療法室の中で，手芸やレクリエーションをしながら，時に順番を待ちながら，病気や老いの体験を共有し，また空間・時間を共有していることがわかります。障害の重度な人，認知症をもつ人と自分を比較し，「自分はまだ大丈夫」という優越感を得たり，いずれ同じ道をたどるのではないかと不安感をもったりする姿があります。また，昔話や過去の出来事を話すことや聞くことで，過去の自分の時間に他者を引き入れるという共有を大切にしています（図2-10）。

💬　4人ぐらいで風船を飛ばして，手を動かすんです。だいたい同じ人で，安心です。特別何も話さないけれど，なんだかね。いいんです。

💬　戻ってから「今度こうしましょう」とお父さん（夫）と話しています。普段あまり話すことがなかったので，ちょっといいなあと思います。

💬　みんなでやると，助け合うこともする気になるんですよ。いつも自分のことばかり言っているんだけどね。おかしいですよね。でも，みんなもそうみたいです。

💬　いつものお仲間なんです。来ないとどうしたのかなって思います。

💬　思い出の作品になると思います。思い出というのは，自分がやってきたものを家族に対してやお世話になった方にあげたいと思って。

CASE 03

作業場面の環境調整により，他者と時間・空間・経験を共有した物語

サクラさん：84歳，左麻痺の女性／作業療法士ミズキさん：経験4年

観察メモより：病室ではほとんど寝ている状態。声をかけられると反応するが，挨拶程度。作業療法室では，他者とおしゃべりをしている姿が多い。

サクラさんのインタビューより：作業療法室にはいろんな人がいるんです。同じような年寄りも，病気の人もいる。なので，みんなで頑張ろうって気持ちになるのだと思う。1人で，先生（作業療法士）を独占して2人きりというのもいいけれど，つまらない時もあるよね。よその家族（他の患者の家族）ものぞいてくれるし，そういう人，若い人と話すと，何か外とつながっている感じがする。

ミズキさんのインタビューより：最初は運動するということが好き，大切にしている人と感じていました。けれど，運動することではなく，運動する自分を使って，他者とお話しする機会をつくっていました。例えば，看護師さんたちのわりかし暇な時間に，歩行器なしで歩き，「危ないよ」と注意されると彼女の運動はおしまい。おしゃべりタイムに変わりました。それで，作業療法室ではゆったりとおしゃべりできる雰囲気をつくりました。他の患者さんもおしゃべりを聞いてくれるような人に（配置を）調整しました。

このサクラさんが他者と接触することを望んでいると判断した作業療法士は，作業療法室で，ゆったりとした雰囲気と集団を提供し，社会的交流の機会を提供していました。

サクラさんの物語（CASE 03）では，「なじみの環境をつくる」作業療法の「**戦略❽　環境を落ち着いたものに調整する**」こと，クライエントの文脈で事象を理解する（**戦略❶　クライエントの文脈を理解する**）ことを大切にしています。その結果として，サクラさんは作業療法の「**効果❸　時間・空間・経験の共有**」の大きさを感じています。

　以上が，高齢者が作業療法の効果と感じている「時間・空間・経験の共有」としての意味でした。高齢者と作業療法士の間に生ずる人間関係のもとに展開する共有は所属感を得て，自らの変化につながる可能性を秘めています。

効果 4　課題への挑戦と能力の自己認識

> **効果4　課題への挑戦と能力の自己認識**
> 意味 **7** 挑戦する課題の存在
> 意味 **8** ありのままの能力の認識

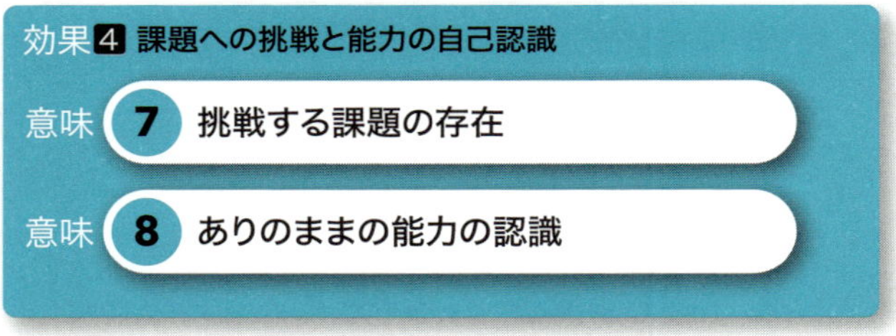

図2-11｜高齢者が感じた［課題への挑戦と能力の自己認識］の意味

　高齢者は作業を通して，自分の能力を確認しています。老いても勉強できること，学ぶこと，習うことに多くの高齢者が意味を置き，課題に挑戦する自分の姿を作業療法による変化と認めています。作業に従事することによって，「挑戦する課題の存在」と「ありのままの能力の認識」が重要な意味をもっています（図2-11）。

作業療法の意味

7 挑戦する課題が存在する

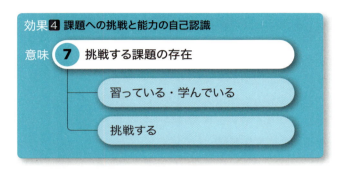

図2-12｜[挑戦する課題の存在]のために作業療法から提供されたもの

　作業療法による変化として、「習っている・学んでいる」という感覚をもち、「挑戦する」という機会が生まれることがあります。人生を振り返った時、子ども時代に受けた教育に関することが多く語られ、また老いた現在も「かつて学んだこと」や「今学んでいること」がキーワードです。「学ぶこと」に生きることと同様の意味を置いている人が多いようです（図2-12）。

　Q　（私は）院生なんですよ。学生の少し上。ここでいろんなことを学んでいる。いつまでも習える、学べるということはいいことです。病院の「院」と大学院の「院」をかけているの。わかります？

　Q　今、リハビリの先生にティッシュのケースづくりを習っているの。習うことはいいんですよ。この年になるとなかなかないでしょう、楽しみなの。通える間は教えていただきたいんです。私は学生なんです。

　Q　バスにもまだ乗っていないんです。自信がないんです。今度一緒に乗りましょうって言われて、やっぱり乗りたいんです。挑戦しますよ。

作業への挑戦の物語

ジローさん：71歳，左麻痺の男性／作業療法士シノブさん：経験5年

観察メモより： ジローさんと作業療法士が病院行事のポスターを作っている。ジローさんの指示で作業療法士が絵を描いている。描く絵が思ったとおりにならないと「へたくそー」といいながら，こうしたほうが良いと作業療法士に具体的に指示している。笑い声が作業療法室に響いている。

ジローさんのインタビューより： 身体が動かないからといって，何もしないとねえ，本当に何もできなくなるんですよ。身体は思ったとおりにならないから，いろんなアイディアを出さなければならないし，思い切っていろんなことをしなければならない。ちょっとしたことも挑戦になるんです。新しい方法を習って，挑戦するんだよね。

シノブさんのインタビューより： これまでいろんな社会的役割を果たしてきた人でした。障害をもって何もかも失ったという意識が強かったんです。ご自分のことを院生と言われます。学生よりは社会経験があるからだそうです。積極的に新しいことを学ぼうとされるのです。

ジローさんと作業療法士の良好な関係が成立していました。ジローさんは「挑戦の機会」と位置づけることで，提供された作業を受け入れています。

ジローさん（CASE 04）の物語のテーマは「挑戦」です。作業療法士は「**戦略1　クライエントの文脈を理解し**」，戦略6の「役割をもつことを大切にして」います。その結果，「意味⑦　挑戦する課題の存在」を得て，習っている・学んでいる，挑戦するという感覚を得ています。

作業療法の意味 8　自分のありのままの能力を認識できる

作業療法で，「無理はしなくてよい」ことを学び，高齢期にある現実に直面しながらも自分なりの老いを受け入れていきます。これまでの人生の意味に気づき，「過去を大切にする」ことが，先を見ることにつながっていることを知っています。そのため，「他者とは違う」自分の存在を大切に考えています（図2-13）。

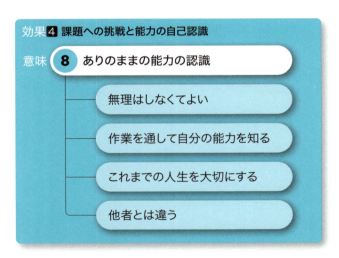

図2-13｜[ありのままの能力の認識]のために作業療法から提供されたもの

💬　私は人と違います。高齢だからと言われるのはいやです。一緒に何かをしなくてはいけないのもいやです。

💬　右手が困難だから包丁を左手で使うと思っていなかった。どうしようかと思って。今でも急いでは切れない。でも，ゆっくりだと切れた。ここの病院では，してみないとわからないことをやらせてくれる。自信になりました。主人に手伝ってもらってやろうと思います。外泊してから退院しても大丈夫と思いました。これからは主人に迷惑をかけながら支えてもらいます。

💬　手芸が好きだったんだけど，子どもがたくさんいてできなかった。今こんなになって，ここでできるのが不思議だけど，そういう歳になったんだって思います。

CASE 05
作業への従事により，ありのままの能力を認識する物語

モモエさん：89歳，高血圧症の女性／作業療法士ヒカルさん：経験6年

モモエさんインタビューより：娘に世話になっているので，何かつくろうと思ってネット手芸を始めました。長くできない時もありますけれど，一目一目進めていると，他にも何かできるものがありそうな気になります。疲れるので長くできないことに気がついて，でもどうしたらできるようになるかを考えるようになりました。できなくても良いとは思わない。自分で考えることが大事と思えるようになったんです。

ヒカルさんのインタビューより：90歳になろうという人の作業療法って何だろうと考えました。最期の時を誰と一緒に，どこで，どんなふうに迎えたいのか，そのために今何をするかが大切だと思います。それでも，あきらめるというのではなく，何かできることを増やしたいし，確認したい。そうすることが大切と感じました。

　作業療法士は，モモエさんの可能性を探るために，モモエさんとこれまでの人生を丁寧に確認していました。また，外泊中に家庭訪問の機会を設け，環境も含めてモモエさんを理解するよう努めているところでした。モモエさんは作業を行うことで，自分の体調や作業能力を判断しています。

モモエさんの物語（CASE 05）からは作業療法の効果として，「**意味⑧ ありのままの能力の認識**」が挙げられます。そこでは，「無理をしなくてよい」，「作業を通して自分の能力を知る」，「これまでの人生を大切にする」を強く感じています。そのために作業療法士は**「戦略❶　クライエントの文脈を理解する」**こと，**「戦略❼　将来の生活も考慮する」**を用いた展開をしています。

　以上が，課題への挑戦と能力の自己認識につながる2つの意味「挑戦する課題の存在」と「ありのままの能力の認識」です。さらにこれらの効果の実感には，作業療法の**「戦略❶　クライエントの文脈を理解する」**が大きな役割を果たしています。

効果 5　習慣と役割の形成

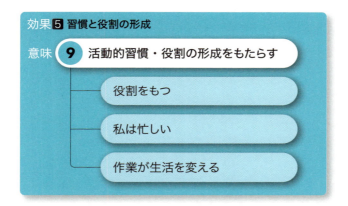

図2-14｜高齢者が感じた［習慣と役割の形成］の意味

　作業療法が日課となると，「役割がある」，「私は忙しい」など，自分がどこかに行き，何かをする時間をもっているという実感につながります。また，作業療法を始めてから，寝ていることの多かった生活の変化を認めるものになっています。作業療法で提供された作業が，働くことや仕事的な意味となり，毎日を確認する術へと変わります（図2-14）。

💬　人の話を聞いたり，頭を使ったり，知的な刺激になるんです。家に帰ったら，ぶらっとして何もしません。ここに来ると，刺激になります。ぼーっとしていません。

💬　手芸を始めてから，寝ていることがなくなったんです。私の生活は手芸を中心に変わりました。入院しても，なかなか忙しいんです。手芸はしなくちゃならないし，体操もやらなければならない。出勤し

ているようですよ。

💬　1つのことばかり考えていると悲しくなる。作業療法の刺繍に夢中になれたので，精神的に救われたような感じでした。

💬　手芸の細かな作業をしますとね，余計なことを考えなくなります。こんなに夢中になれる自分が嬉しいんです。

CASE 06
作業への従事により，活動的習慣，役割の形成をもたらした物語

マツコさん：88歳，左麻痺の女性／作業療法士ユウキさん：経験9年

観察メモより：作業療法室でネット手芸。車椅子に座って行っている。隣に座っている患者に，糸のつなぎ方を聞かれ，説明している。同じテーブルに座る患者2人に教えながら，手芸している。作業療法士は他患と話している時に声をかけることはないが，下を向いての作業時間が長くなると声をかけている。

マツコさんのインタビューより：できることは何でもやりたいと今は思えますが，前はなかなかやる気が起きませんでした。ネット手芸はたまたま同じ病室の人がやっていたので始めたのですが，最初はちょっと，こんなのやってもって思ってました。でも，おもしろかったんですよ。こんな歳でも習えるということはうれしかったんです。今は頼まれものが多くて，先生（作業療法士）にやり過ぎって注意されます。時々聞こえないふりをしています。

ユウキさんのインタビューより：この方の人生や生活の話をうかがったとき，これまでの価値を大切にした役割をもっていただくことが大切と思いました。一生懸命働いてきた人に，歳だから……というのは，おかしなことです。それで，手芸を試してみました。見事にはまって，注文まで受けてます。やりすぎないように調整するのが，今の私の役目です。入院した当時は本当に寝たきりになってしまいそうでした。けれど今は病室をのぞくと，「あんたの相手をしている暇はないんだよ。忙しいから，あとでね」とあしらわれています。年齢が年齢なので，疲れないように夢中になりすぎないように，調整しています。

マツコさんの物語（CASE 06）は作業療法の効果のうち，「意味⑦　挑戦する課題の存在」と「意味⑨　役割をもつこと」が大きなものです。そのために作業療法士は**「戦略❻　作業により良い習慣・生活リズムをつくる」**ことを中心に展開しています。

　以上が，作業療法で「習慣と役割が形成される」効果です。これらの効果は，クライエントに生活する自信を提供するものでもあります。

column

役に立つアプリ

作業療法の実践において役立つ無料のアプリを紹介します。

- 西暦・和暦・年齢・干支早見表
  西暦, 和暦, 干支の3つが同時に表示されます。
- 大人のアプリ「おもいでキットFREE」
  生年月日を登録すると, 社会の出来事や流行が表示され, 自分史が作成されます。
- 年齢・卒業年度チェックツール
  生年月日を入力してから計算ボタンを押すと, 年齢や卒業年度, 干支, 星座が表示されます。
- ことわざ辞典Free
  日常使うことわざが多い。
- 四字熟語1480〜手書きパズル
  小学1年生で習う漢字だけの四字熟語から難問までそろっています。
- 華麗なるムダ知識〜日本全国難読地名
  日本全国の難読地名がクイズになっています。読み方に加え, その土地の言葉が紹介されています。
- あそんでまなべる 日本地図パズル
  白地図が必要なことがあると思います。ジグゾーパズル感覚でゲームとしても使えます。
- 日本地図HD
  使い勝手の良い白地図です。常にバージョンアップしていますし, どんどん使い勝手の良いものが出ています。

（2017年8月現在）

Part 2「私らしく作業に従事する」のまとめ

　高齢期にあるクライエントが自分の作業療法の経験から，作業療法実践に対してこれまで述べてきた効果を感じていることがわかります（図2-15）。

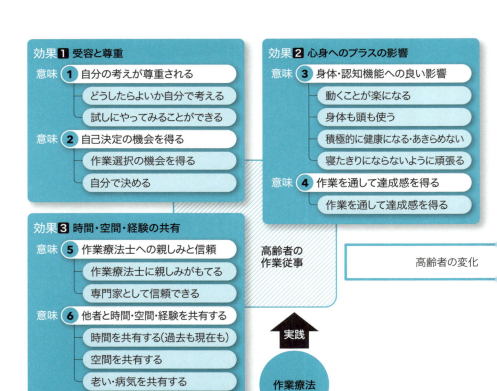

図2-15｜高齢者が認める作業療法の効果

高齢者が作業療法に期待することの第一は,「身体・認知機能へのプラスの影響」です。病気や障害に対する治療的要素への期待ともいえますが,同時に必ずしも治療的要素を期待しているわけではありません。高齢者自らの判断や不安な症状の訴えに対し,作業療法士が耳を傾けること,納得のいく説明をすること,症状を悪化させないような暮らし方について助言をすること,などの役割を果たす存在として大きな意味を置いています。もう治らないということは高齢者自身が理解しており,そのためそれらと上手に付き合いながら健康に暮らす術を工夫し,さらに

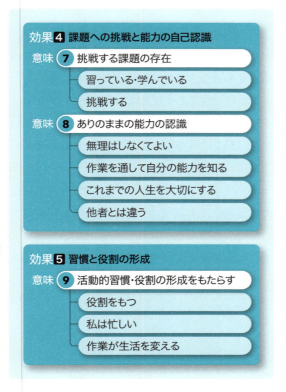

は寝たきりになるかもしれないという不安を解消するために支援を求めていると考えられます。

　また，何かあった時に不安を抱える高齢者にとって支えとなるのが，信頼できる家族やスタッフとしての作業療法士の存在です。いざという時に助けてくれるという期待は，安心できる環境設定に不可欠の要素であり，老いを生きる支えとなります。

　さらに，近い年齢や病気をもつ他の高齢者と日常の経験を分かち合うことが重要な意味をもちます。自分は1人と言いながらも，他者が来るのを心待ちにしている姿が認められます。時に，昔話を聞きながら，自分の価値観に合わないと批判しながらも，どこかで共感し，安心していることも見られます。

　失敗を多く経験する高齢者にとって，環境は常に変化し，新たな課題を突きつけ，自己の能力の不全感をもたらす不安の多い状況にあるといえます。しかし，そのような中で，他者との交流は「所属する世界をもつことが，その人らしく存在すること」（土居健郎：甘えの構造，新装版．光文堂，東京，2001）となり，安心できる場の提供となるものと考えられます。

　以上のように，高齢者は作業療法の実践による効果を的確に評価していると考えられます。また私たち作業療法士は高齢者との関係の成立により，自らも学び，そしてともに成熟していることを認識しておく必要があると感じます。

Part 3

さちこさんの物語

事例を通して高齢期を支える作業療法を考える

これまで述べてきたように，高齢者を対象とした作業療法は，人生の集大成にある人と作業を焦点として展開されていました。老いていく，もしくは人生をまとめていくなかで多くの人が共通に体験することがあります。例えば老化，子どもの独立，退職，親の介護と死，配偶者や友人の死，病気や障害をもつこと，などです。あるいは，退職後の第2の人生の方向，叶えたい夢をもっていること，こだわり続けたいもの，などもそうかもしれません。これらがそれぞれの文脈で展開され，私らしいエピソード満載の自分が主人公の人生物語ができあがっていきます。

　作業療法士はこの人生物語の登場人物の1人であり，時間や空間，そして経験を共有します。さらに展開される場の特性，病気や障害の程度に合わせて，クライエントと一緒に未来へと続く物語をつくることができると思います。

　このPart 3では，1つの事例を通して，高齢期の人生を考えてみます。なお，この事例報告は高齢者自身，担当した作業療法士，そしてその家族とのあいだで確認をした記録です。

事例 さちこさんの物語：高齢期の人生を考える

　さちこさんは60代後半の女性で，3歳年上の夫と2人の娘と同居していました。隣には息子家族が住んでいて，親戚づき合いや友人との交流が多い社交的でおしゃれな人でした。夫が定年退職した後は，年に数回夫婦での旅行が恒例でした。孫の成長を楽しみにしている良き祖母でした。

エピソード1　左片麻痺の障害をもつ ─急性期・回復期の作業療法

　自分が病気になる，あるいは障害をもつなど考えたことのなかったさちこさんが脳出血のため左片麻痺となった時，何を考え，どう感じたのか。また，家族の思いはどのようなものであったのか。急性期・回復期の作業療法の流れをみてみます（図3-1）。

💬 さちこさんの語り

　65歳の3月のある夜，お風呂に入ろうと準備している時でした。左の手足がしびれ，口のもつれがありました。夫は留守で，家にいた娘が救急車を呼び，病院に搬送されました。意識ははっきりして，名前や年齢を答えることもできました。ただ，手足が動かず，口がもつれました。どうなってしまうのかわからず不安でした。ずっと寝たままで，MRIやCTの検査を受けました。夢のようでふわふわしていました。点滴だけで何も食べることができず，お腹がすいて，そのために力が出

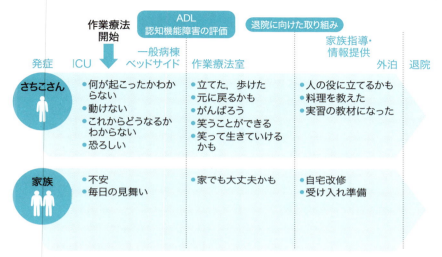

図 3-1 | 作業療法の流れとさちこさんと家族の思い

ない気がしていました。どうなるのかまったくわかりませんでした。

家族（娘）の語り

母が崩れていくのを見て、救急車を呼ばなくてはと思いました。救急隊員にどこの病院が良いですかと尋ねられ、判断できませんでした。検査の間、暗い廊下の椅子に座っていました。なぜこんなことになったのだろうか、これからどうなるだろうかが、頭の中をめぐりました。普段は血圧が低く、健康で元気な母でした。90歳半ばで肺がんになった祖父を見舞いに行く前日のことで、心配やストレスがあったのかもしれません。診察室で医師に脳出血と説明を受けました。出血部位が広がらないよう血圧を下げること、場合によっては手術の可能性もあること、出血部位により障害が残る場合があること、などの話を聞きました。また、脳の機能には個人差があり、みんなが同じ症状になるわけではないとも説明を受けました。

ICUに入って2日目には血圧が落ち着き，3日目にリハビリテーション（リハ）が始まりました。リハが開始されたことは，次のステップに進みますよと言われた気持ちとなり，救いでした。けれど状態は安定しましたが，なかなかICUから出られませんでした。夜間，手すりに足をかけて立ち上がろうとしたためと，説明を受けました。母に確認しましたら，だるくて，足の置き場がないための行動でした。それを看護師に伝えたあとは，一般病棟に移ることができました。

1 ｜ 急性期の作業療法

　さちこさんは，右視床から内包に至る脳出血による重度の左側の運動麻痺と構音障害のため，入院となりました。血圧が安定しなかったためICUに5日間，その後一般病棟に移りました。入院3日目から理学療法，言語療法，そして作業療法を開始しました。

　理学療法は全身状態をみながら，関節可動域の制限や筋力低下などの二次的障害の予防から開始しました。病状の安定後は，麻痺の回復を促す運動機能の再学習に加え，寝返り，起き上がり，座位保持，立ち上がりなどの基本動作の再獲得を図りました。さらに，車椅子操作，下肢装具を着けた杖歩行へと展開していきました。

　言語療法では構音障害の状態を評価しました。また，食事中のむせや食べ物が口からこぼれるなどの嚥下障害に対応しました。口唇や舌の運動や呼吸・発声練習などを行い，コミュニケーションと摂食・嚥下機能の回復を目指しました。

　そして，作業療法では認知機能障害のスクリーニングやADLの能力向上を目指し，実際の日課に合わせての支援を実施しました。また，安全な車椅子移乗の練習を行い，起きている時間を増やすよう働きかけました。麻痺をもち，病衣の寝巻きでいることを"惨め"と表現していたため，更衣の練習は起床後の実際の着替えで実施しました。まずはベッドサイ

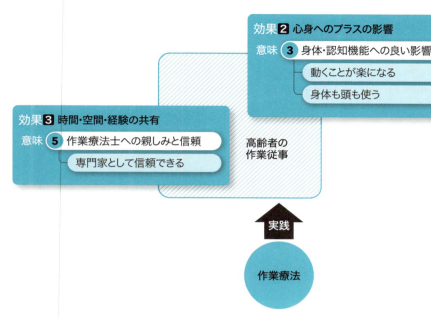

図 3-2 | 急性期にさちこさんと家族が感じていた作業療法の意味

ドで病衣から着替える洋服と靴下を選ぶことを一緒に始めました。

さらに，作業遂行中の視覚的刺激に多く反応するなど注意の問題が目立ち始めてきたため，刺激を調整し提供することも治療計画に加え，脳出血となるまでの生活の話を聴きました。さちこさんは障害をもったことで，価値をおく生活をすべて失ったと感じていました。

● さちこさんの語り

自分が病気になるなんて考えたこともありませんでした。このまま動けなくなってしまうのではないかと恐ろしい思いでした。絶望ということを初めて知りました。けれど，理学療法で立てた時は，本当にうれしかった。平行棒の中で歩いた時は救われたと思いました。もう1つ救われたのは，作業療法で笑うことができたこと。笑うことで，自

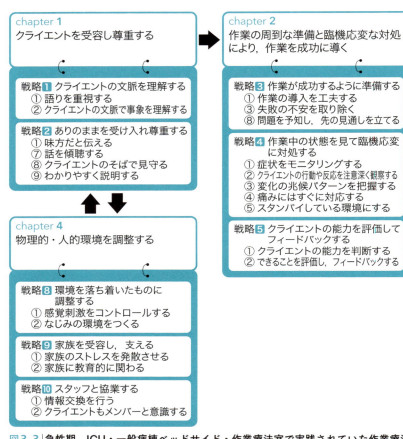

図3-3 急性期 ICU・一般病棟ベッドサイド・作業療法室で実践されていた作業療法の戦略

分は何とかなるかもしれないと思いました。

　絶望の中にあったさちこさんが救われたのは,「立てた！歩けた！」につながった理学療法のアプローチと,作業療法で"笑うこと"ができたためでした。自分は何とかなるかもしれないと感じたようです。この段階では作業療法を含むリハには「身体・認知機能への良い影響」の意味を置

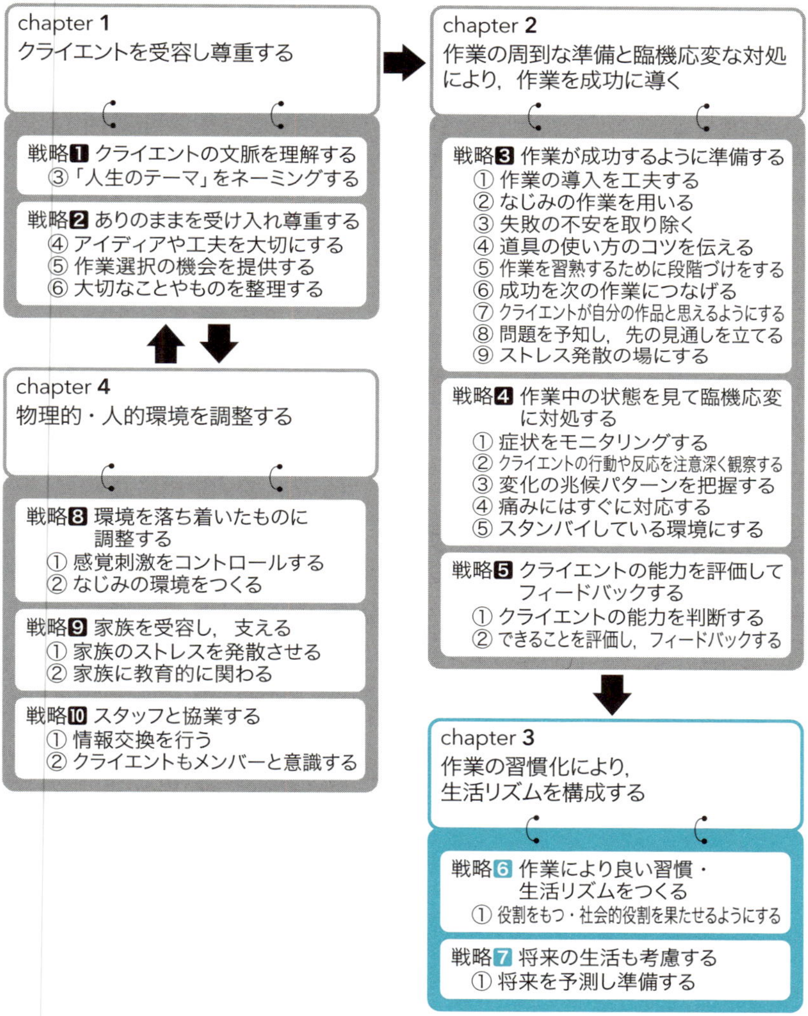

chapter 1
クライエントを受容し尊重する

戦略① クライエントの文脈を理解する
③「人生のテーマ」をネーミングする

戦略② ありのままを受け入れ尊重する
④ アイディアや工夫を大切にする
⑤ 作業選択の機会を提供する
⑥ 大切なことやものを整理する

chapter 2
作業の周到な準備と臨機応変な対処により，作業を成功に導く

戦略③ 作業が成功するように準備する
① 作業の導入を工夫する
② なじみの作業を用いる
③ 失敗の不安を取り除く
④ 道具の使い方のコツを伝える
⑤ 作業を習熟するために段階づけをする
⑥ 成功を次の作業につなげる
⑦ クライエントが自分の作品と思えるようにする
⑧ 問題を予知し，先の見通しを立てる
⑨ ストレス発散の場にする

戦略④ 作業中の状態を見て臨機応変に対処する
① 症状をモニタリングする
② クライエントの行動や反応を注意深く観察する
③ 変化の兆候パターンを把握する
④ 痛みにはすぐに対応する
⑤ スタンバイしている環境にする

戦略⑤ クライエントの能力を評価してフィードバックする
① クライエントの能力を判断する
② できることを評価し，フィードバックする

chapter 4
物理的・人的環境を調整する

戦略⑧ 環境を落ち着いたものに調整する
① 感覚刺激をコントロールする
② なじみの環境をつくる

戦略⑨ 家族を受容し，支える
① 家族のストレスを発散させる
② 家族に教育的に関わる

戦略⑩ スタッフと協業する
① 情報交換を行う
② クライエントもメンバーと意識する

chapter 3
作業の習慣化により，生活リズムを構成する

戦略⑥ 作業により良い習慣・生活リズムをつくる
① 役割をもつ・社会的役割を果たせるようにする

戦略⑦ 将来の生活も考慮する
① 将来を予測し準備する

図3-4 さちこさんの退院に向けた取り組み

き，「専門家として信頼できる」作業療法士の存在を感じていたことがわかります（図3-2）。

そのための実践として，作業療法では「**戦略❶　クライエントの文脈を理解する**」と「**戦略❷　ありのままを受け入れ尊重する**」の「クライエントを受容し尊重する」ための行動と，「**戦略❽　環境を落ち着いたものに調整する**」，「**戦略❾　家族を受容し，支える**」および「**戦略❿　スタッフと協業する**」の「物理的・人的環境の調整」が多く用いられていました。さらにADLの作業従事について「**戦略❸　作業が成功するように準備する**」，「**戦略❹　作業中の状態を見て臨機応変に対処する**」，そして「**戦略❺　クライエントの能力を評価してフィードバックする**」の行動で「作業の周到

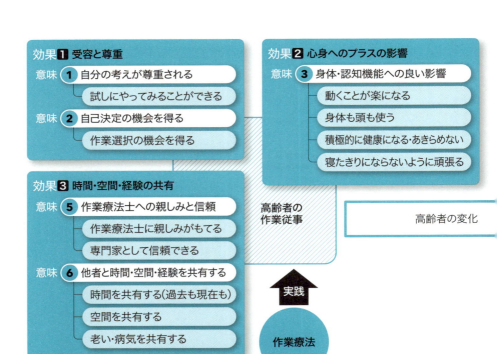

図3-5｜さちこさんと家族が認めていた作業療法の効果とその意味

な準備と臨機応変な対処により,作業を成功に導く」ことにつなげられていました(図3-3)。

　この間に,さちこさんの父の死がありました。さちこさんのその時の状態から,家族はこの死をどう伝えるか悩みました。夫が「お父さんが亡くなったので,明日お葬式に行ってくるね」と話す時には,病室に看護師が2人待機していました。さちこさんは静かに聴いていました。翌日,担当作業療法士に「流れる雲を見ていたい」と伝え,作業療法を休みました。さちこさんがリハを休んだのはこれが唯一でした。

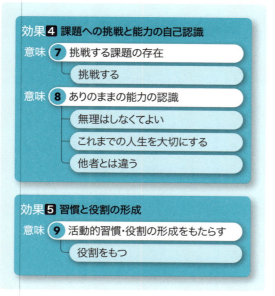

2 退院に向けた取り組み

　入院期間中，さちこさんの夫はほぼ毎日見舞いに来ました。そこで，退院後の生活について夫が判断できるよう情報提供し，自宅改修の情報を共有し，経過を確認することができました。6か月の入院中に自宅はバリアフリー住宅に改修されました。退院や改修の影響に対応するためのADL評価，認知機能の低下を予防するための刺激の提供などを確認し，家族とともに今後を話し合いました。

　もう1つ，さちこさんの支えになったのは同室の患者の存在でした。同室者はともに頑張る仲間になり，作業療法室に一緒に行く姿がありました。お互いの家族を巻き込みながら，笑い声が絶えない病室でした。病室に笑いがあることは，入院生活に安心感をもたらし，退院後も良い結果につながることが多いようです。老いや病気を共有することになるためと考えられます。

　作業療法で多く用いられていたものとして，先の段階に加え，「**戦略❻　作業により良い習慣・生活リズムをつくる**」と「**戦略❼　将来の生活も考慮する**」の「作業の習慣化による生活リズムの構成」が加わりました（図3-4）。特に，障害をもっていても役割をもつ，社会に貢献できるという認識が重要でした。さちこさんは，若いスタッフに料理レシピを教えること，時に人生の先輩として悩み相談できることを自分の存在の意味としていました。同様に，学生実習の担当患者になった時などは社会貢献の1つと認識していました。その年の夏に，さちこさんは退院となりました。

　さちこさんと家族が感じていた，入院期間中の作業療法の効果をまとめると**図3-5**のように示すことができます。

エピソード 2 障害をもって生活する ─在宅生活をサポートする外来・訪問作業療法

　退院と同時に，QOLの向上および機能維持を目的に外来リハを始めました。基本的なADLや動きの確認，安定した移動の確立を目指しました。

　退院から2か月後，訪問リハを開始しました。初回の訪問時は，夫と2人の娘が同席しました。さちこさんは障害をもったことにより，これまでの生活が破壊されたと感じ，不安を示していました。麻痺が回復すると生活は改善すると信じ，自由に歩くことができれば元に戻ると考えていました。早くレンタルの車椅子を返したい，使わなくてよいようになりたいと話していました。

　そこで，さちこさんが自分の生活と環境のコントロールを取り戻すことができるか，意味のある作業遂行が可能かどうか判断するために，自宅環境を確認しながら，ADLと家事活動の評価を中心に行いました。

1 │ 自宅での作業の状態

［日常生活活動（ADL）］

　杖をついて移動することは可能でしたが，転倒を恐れて車椅子を使うことを望んでいました。屋外へ出ることはありませんでしたが，外出時には車椅子を想定していました。両手動作ができず，身辺処理のほとんどを右手で行っていたため仕上がりは不良で，介助が必要でした。食事は箸やスプーンは使えましたが，食器を固定できませんでした。また，食べこぼしやむせがありました。入浴は浴槽の出入りと洗体に介助が必要で，下衣の上げ下げのために更衣と排泄は時間がかかりました。

[家事活動]
　家事はできませんでしたが，する必要がなくなったものと考えていました。代わりに，息子の嫁と娘が分担していました。

[趣味的活動]
　かつての社交的な姿はみられませんでした。夫と離れることに不安を示し，一緒にいることを望み，2人で昔話をしていました。多くの時間を費やしていた趣味は，夫婦ともにまったくできていませんでした。

2 │ 遂行能力

[運動技能]
　麻痺のために，両手を用いることや固定の必要なことはできませんでした。また，疲れやすく休憩が必要でしたが，バランスは良いものでした。

[処理技能]
　1人になるとぼーっとしていますが，一度気になることがあるとそれに捉われ，落ち着かなくなる持続性注意障害がありました。しかし，家族が受け入れ可能な程度でした。問題が生じる前に，助けを呼ぶ慎重さをもつ一方で，自ら解決しようとすることはありませんでした。

[コミュニケーションと対人交流技能]
　顔を合わせた時の会話は問題ありませんでしたが，電話の相手には何度も聞き返されることがありました。社交的な性格であり，その技能も長けていましたが，障害をもった姿を他者に見せることを嫌い，その機会を減らしていました。

3 | 生活パターン

　起床後，手伝ってもらい着替えや洗顔などの身づくろいをし，その後は居間で過ごし，疲れるとベッドで休むという日課でした。食事は夫婦に加え，朝食は娘，昼食は息子の嫁と一緒でした。日中は夫が片時も離れることはないようでした。排泄の失敗を恐れ，人の目を気にして外出をしなかったため，行動範囲を広げるのは難しそうでした。

4 | 環境

　夫はがんのため，入院の予定でしたが，さちこさんのショックを考え，家族は伝えられずにいました。同居している2人の娘と隣に住む息子家族は母の障害と父の病気を受け止め，介護と家事を分担していました。子どもたちは仕事をしているため，近隣の知人や友人が家族を支えていました。

　さちこさんの家は住宅改修により，寝室，居間，トイレ，浴室などには段差がなく，車椅子の使用も問題ありませんでした。杖歩行も可能でした。しかし，さちこさんが1人で移動することを夫は心配し，常に一緒に行動していました。さちこさんにとって，住宅改修は家族が自分を受け入れているかたちのあらわれであり，安心できる自分の家という感覚をもっていました。

　作業療法士に望むこととして，娘たちは母の身辺処理活動の依存が減ることを期待していました。またベッドで横になる時間が多いため，寝たきりになるのではという不安をもち，これに対処することも望んでいました。

　以上をICFでまとめたものが図3-6になります。今後，閉じこもりや寝たきりによる活動性の減少により，体力の低下が予測されます。

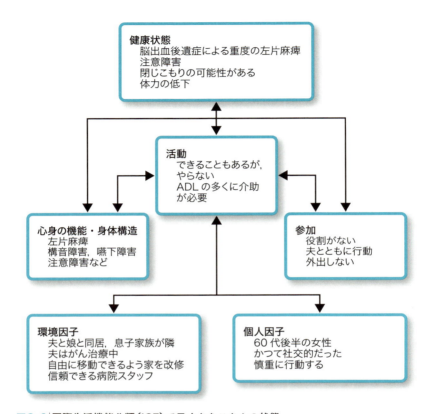

図3-6 | 国際生活機能分類（ICF）で示すさちこさんの状態

5 | 目標設定と治療プログラムの立案

　さちこさんの訪問は，週に1回40分の実施としました。作業療法は安全と機能性を考え，身体機能の維持向上を目標とすると同時に，安全に外出できるようにその機会を探りました。手すりや入浴用の椅子，トイレの高さなど，生活状況に合わせて検討しました。主婦の役割の一部が担えるよう，キッチンで使用する道具を手に取りやすくすることや危険なものを取り除くなど，いつでも実践できるよう準備しました。また，

夫とともに友人との交流が再開できるよう，携帯電話やメールの片手での操作を確認しました。

さらに，さちこさんにとっての意味のある作業を探索し，実践の可能性を検討しながら，次に示すプログラムを実施しました。

[作業歴を聴取しながらのリラクゼーション・ストレッチ]
　二次的合併症の予防としての実施に加え，さちこさんの作業に関する語りを引き出すこと

[立位・歩行の安定]
　バランスが向上するように，立ち上がり・立位バランスの訓練，床からの立ち上がり動作の確認，および歩容を整えること

[家事や趣味の機会を探る]
　作業歴から得た情報をもとに環境を調整し，家族とともに実現へ向けて準備すること

6 │ 作業療法経過

その後，夫は退院から2年後にがんで亡くなることになります。さちこさんは大きなショックを受けながらも，家族と一緒にこれからを考えていくことになりました。その経過を，3つの時期に分けて示します（図3-7）。

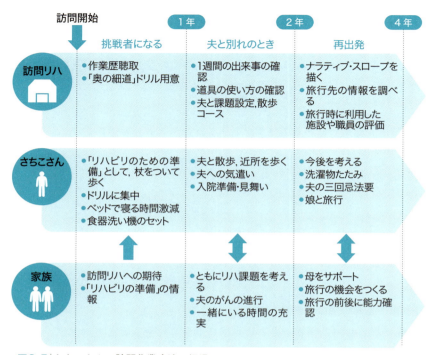

図3-7 さちこさんの訪問作業療法の経過

Ⅰ期 挑戦者になる（訪問開始〜1年）

　疲労のため，食事以外はベッドで過ごす時間が多くなっていました。さちこさんは左麻痺が治ると，すべてが元に戻ると信じていました。それでも，訪問リハの前日には「リハビリのための準備」と杖をついて歩いているという情報を家族から得ていました。これはリハスタッフに，頑張っていることを認めて欲しい思いの表れとして受け止めました。

　そこで，聴取した作業歴の情報から，学生時代の興味とつながることを期待し，市販の「奥の細道」のドリルを用意しました。さちこさんは机に向かい，鉛筆で俳句を書き写す作業に集中するようになりました。ま

た，詠まれた俳句の場所を地図で確認することを始めました。そのため，ベッドで寝ている時間は激減しました。訪問リハの日には，どこまで進んだのかを話すことを楽しみとしていました。

　このことをきっかけに，日常の生活の中でも自分でできそうなことを探し，挑戦するようになりました。特に，訪問リハの前日は家の中を歩き回り，話題づくりのために挑戦できることを自ら探しました。その結果，食器洗い機に食器をセットすることが，さちこさんの日課になりました。

II期｜夫と別れの時（1〜2年）

　訪問リハでは，1週間の出来事を確認し，杖や靴選び，外で車椅子に代わるシニアカーの安全な乗り方などを，実際に使う場所で確認を繰り返しました。夫はさちこさんと一緒にいる時間を大切にしたいと考えていたため，2人での散歩を提案しました。夫婦ともに転倒の心配をしていたため，疲労しない距離やコースを，実際に夫と作業療法士が確認しました。夫は注意すべきところと，見守るだけで良いところがわかるようになり，転ぶことに対する不安が少なくなりました。さちこさんも，家の近所を歩くことが自信につながりました。

　しかし，夫のがんは進行していました。さちこさんには詳細に説明されていませんでしたが，食欲がなく痩せた夫に栄養をつけたいと，おかゆをつくりました。鍋を出すこと，お米を量り鍋に入れることなどは，さちこさんの指示により夫が行い，さちこさんは火加減と味付けをしました。この体験は，夫を支えたい，支えることができるという思いを強くしました。

　夫の入院に必要なものをリストアップして，娘とスーパーで買い物もしました。入院後は，娘とつくった料理を持って見舞いに行きました。

夫もさちこさんの見舞いが楽しみで，2人でゆっくり話す時間となっていました。

さちこさんの夫は症状が落ちつき，いったんは退院しましたが，数日後に意識障害に陥り，緊急入院後亡くなりました。

Ⅲ期 再出発（2～4年）

夫の死のショックは大きく，さちこさんは寝ている時間が増えました。子どもたちが外出に誘っても拒否し，週に1度の訪問リハだけが他者と

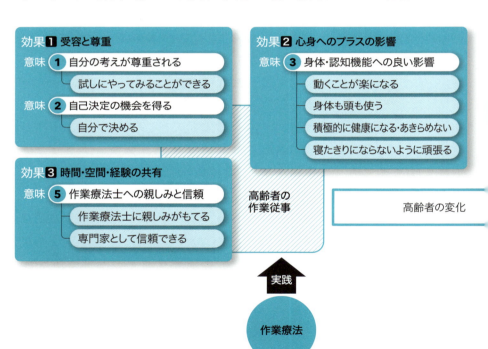

図3-8 さちこさんが認めていた訪問作業療法の効果とその意味

話す時間になりました。訪問時には時間をかけて話を聞きました。これまでの人生を振り返るうちに，今の姿をみたら夫はショックを受けてしまうと考え，これからをどう生きると良いかを話すようになりました。何かをしようと，片手で洗濯物をたたみ始めました。夫の三回忌法要では，案内状の用意，お供え物や引き出物について娘に指示し，仕切ることができました。

日々の生活では，寂しくなると仏壇に向かって夫に報告しますが，横になる時間はほとんどなくなりました。障害のために迷惑をかけると拒否していた旅行は，身体障害者割引などを活用し，夫と旅行した地へ娘と一緒に出かけました。作業療法士には，旅行先の車椅子で使えるトイレ，利用した施設や職員の評価などの情報をまとめて報告してくれまし

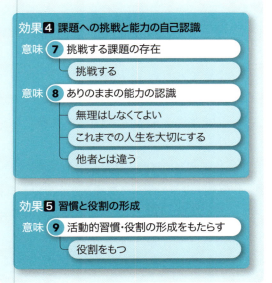

た。旅行は年に1回の恒例行事となりました。

　訪問スタッフから見た変化をまとめると以下のようになります。入浴以外の身辺処理の自立，食事の準備と助言，かつての楽しみであった旅行ができたこと，そして家，庭，近所を歩くなどの改善がありました。塀の修復，庭木の手入れなど家のことを決めるのに積極的な役割を担い始めました。

　さちこさんは主婦の役割から引退しましたが，頼りになる母の役割は担うことができています。また，近所や友人とのおしゃべりが復活しました。自分の生活史を振り返り，将来に目を向け始めました。これまでと変わらない付き合いが自己の存在確認となり，少しずつですが家事に取り組み，環境を探索しています。そのため，片手の運動技能が向上し，体力も維持されています。

　さちこさん自身が認めていた訪問リハの効果は，作業療法士との会話の中で次のように表現されていました（図3-8）。①私らしく挑戦することが見つかったこと，②家にいても暇ではなくなったこと，③誰かの役に立つかもしれないと思うようになったこと，という"私らしい"自分のあり方が見えたことといえます。そして，このように感じる背景には，さちこさんだけではなく家族も，担当スタッフへの親しみと信頼をもっていたことがわかります。

　以上のような地域，在宅での作業療法の展開のために，入院時にはあまり使わなかった「**戦略6　作業により良い習慣・生活リズムをつくる**」ことが中心に展開するアプローチとなりました。また，「**戦略8　環境を落ち着いたものに調整する**」ために，作業療法士が長く関わることが重要でした。

エピソード3　再びの脳出血，さらに栄養失調になる —再入院から介護老人保健施設でのリハビリテーション

　初回の発症から9年たった74歳の時，今度は左の脳出血がありました。構音障害と体幹筋の麻痺が主な症状であり，大きな変化はないため，さちこさん自身は重い障害とは捉えていませんでした。1か月間の入院でリハを受け，退院となりました。

　退院後はこれまでの訪問リハに加え，デイサービスの利用を始めました。しかしその半年後，むくみが目立ち体重が落ち始めました。食事をとっていたので，家族も気づくのが遅れましたが栄養障害でした。むくみと筋力低下のためバランスを崩して転倒し，自ら救急車を呼び入院となりました。3週間の入院生活の後，ADLの自立を確実にするために介護老人保健施設に入所しました。

　次からは，再出血後の入院から介護老人保健施設を退所するまでの3つの経過を紹介します（図3-9）。

1 ｜ 再発

　ある日の夕方，さちこさんが電話に出ると，話し相手に何を言っているのかわからない，聞こえないと言われました。構音障害を自覚したため，娘の職場に電話。救急車で病院へ行きました。左被殻出血でした。症状は口のもつれと体幹筋の麻痺に現れました。2日後にはICUから出て，右手で箸を使い食事が可能でした。

　上下肢の機能には変化がなかったことに加え，知っている病棟スタッフやリハスタッフの存在があり，さちこさんの不安は少なく，落ち着いた状況でリハを受けることができていました。娘には「フルコースでリハ

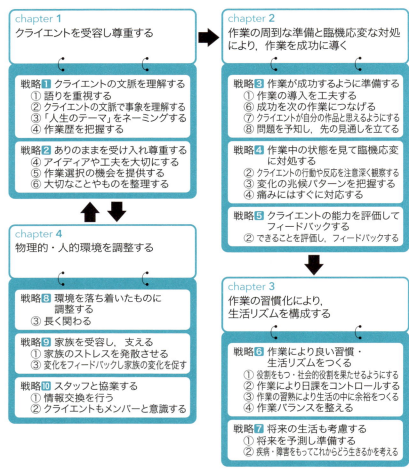

図3-9 さちこさんに対する作業療法の戦略

を受ける機会はそうはない。出て行けと言われるまで続けたい」と笑って話すような状況でした。

　周囲はさちこさんの落ち着いた状況に安心しながらも、一方では、9年前の初回の発症との違いを感じていました。1つは9年間の老いによる変化です。日常の生活では感じていなかった身体機能や認知機能の低下が、

新たな習慣化の邪魔をします。なんでも時間のかかるものとなりました。もう1つは家族構成の変化，夫の存在がなくなっていたことです。この事実は，さちこさんより子どもたちに大きな影響を及ぼしました。以前は夫（父）が判断決定したことを，今度は子どもが決定しなければなりません。子どもたちの不安を，病院スタッフが支える必要がありました。

作業療法では，さちこさんとの信頼関係はすでに確立していたため，「**戦略❸　作業が成功するように準備する**」，「**戦略❹　作業中の状態を見て臨機応変に対処する**」，そして「**戦略❺　クライエントの能力を評価してフィードバックする**」ことを重点としました。加えて「**戦略❾　家族を受容し，支える**」が必要でした。なお，**戦略❶**の情報はスタッフで共有していました。

退院後は，訪問リハに加え，デイサービスの利用を開始することにしました。退院直前のリハ中には転倒がありました。さちこさんは転倒の恐ろしさを知り，無理はしない，安全を自分で確認し少しでも不安なことは避け，恐怖の訴えが多くなりました。担当スタッフでないと全身がこわばり，表情が硬くなる状態が続きました。安定するまでには時間が必要でした。

2 ｜ 栄養障害になる

退院後に開始した週2回のデイサービスは，慣れるのに時間がかかりました。それはさちこさんのもともとの性格に加え，障害をもっている自分が他者と積極的に交流することを求められる戸惑いや，若い人がいない施設であることが，老いと障害をもつ自己有能感の低下となったためです。家でさちこさんが話すのは，デイサービスの高齢メンバーとのものではなく，スタッフの話が中心でした。

退院から半年たったころ，下肢のむくみが目立ち始めました。はじめは何が原因かわからず，訪問リハのスタッフも，デイサービスでもリン

パマッサージを実施しました。けれど，むくみは低栄養が原因でした。嫌いなものは食べない，おなかがすくとお菓子を食べる，おなかがいっぱいになるので食事を残す。この繰り返しでした。娘は高齢の母が嫌いなものを我慢してまで食べる必要はないと考え，わかってはいても無理強いはしませんでした。しかし，体幹筋の低下による姿勢不良，食べこぼしやむせが多くなり，体重の低下がみられました。栄養面を気にした娘に注意されると，隠れて捨てることが続いていました。

　その後自宅で転倒したさちこさんは，自ら救急車を呼び病院へ搬送され，そのまま再度入院になりました。入院時に体重は8kg落ちていました。まさに，栄養面，日常生活の中での運動の低下，社会参加の減少からのフレイル[*1]の状況でした。

　入院中には栄養管理，リハでの筋トレや歩行訓練の実施，ADLの自立訓練，そして，食の重要性について，さちこさんも理解できるよう教育がなされました。この間の作業療法の戦略は，「戦略❹　作業中の状態を見て臨機応変に対処する」が中心に展開していました。そのために，「戦略❿　スタッフと協業する」ことが必要でした。

3 介護老人保健施設での生活

　3週間の入院治療により，栄養状態が安定したため介護老人保健施設に入所となりました。ここでは，これまでの入院生活とは異なり，初めての個室体験でした。施設の決まった日課はありますが，その他の時間を自分で決めていくことができるものです。さちこさんにとっては，自分で決めるとことができることそのものが，自分を認めてもらえるよう感じるものであり，受け入れられていると認識できるものでした（戦略❷の⑤作業選択の機会を提供する）。そのため，自分で必要と思うもの，例えば，リハを受ける時の服，自室でくつろぐ寝間着，下着などを娘に細かに指示し始めました。また，これまでがまんしていた間食は，アミノ酸

やプロテインを含むサプリメント入りヨーグルトをとるなど，積極的に栄養摂取の努力がされるようになりました。

　リハにも積極的でした。介護老人保健施設に入所した目的は家に帰り，安心した生活を送るためと明確に位置づけられました。さらに，他の入所者に実年齢より若く見られることに喜びを感じ，いっそうリハに熱心になりました。この積極的参加には病院で担当だったリハスタッフがいたことで，安心して行える背景があったことにもよります。

　さちこさんは日中の車椅子移動が自由になると自信を得て，自分の頑張りが，リハの効果を示すことになると考えました。その結果，他の入所者にもリハを受けることをすすめ，「私はリハビリテーションのセールスマン」と自分のリハの時間には他者を誘う姿がみられるようになりました。また，そのことをスタッフに指摘され，社会に貢献している意識を高めていました。

　このように介護老人保健施設の環境は，生活者としての明確な空間の中に置かれるために，安心できる探索行動につながる可能性をもっています。その中で，作業の提供とそれが保証されることが自信につながり，他者へ貢献できること，社会参加を自ら探し出すことにつながりました。

　戦略でいうと，「**戦略2　ありのままを受け入れ尊重する**」ことを基本に，「**戦略8　環境を落ち着いたものに調整する**」ことがなされてました。そのうえで，「**戦略6　作業により良い習慣・生活リズムをつくる**」ことと「**戦略7　将来の生活も考慮する**」ことが展開していました。

　以上，再発から栄養状態の不良による機能障害，病院から介護老人保健施設でのリハのアプローチを示しました。ここでは高齢期の機能障害の原因の1つであるフレイルやサルコペニア[*2]に，簡単になる状況がわかります。また転倒は，高齢者の活動性を低下させることにつながります。これらに対して，安全な環境を提供することは重要です。

　また図3-10に示すように，デイサービス，自宅への訪問サービス，介

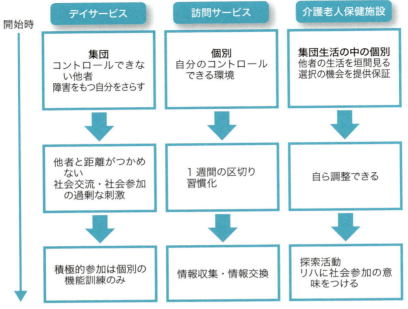

図3-10 | さちこさんにとってのサービスの場の特性

護老人保健施設の入所のサービスは，その場の特性により異なったものでした。この違いを理解し，環境調整をする必要があります。

> **Key Words**
>
> *1 フレイル
>   加齢に伴うさまざまな機能低下や予備能力低下によって，健康障害に対する脆弱性が増加した状態。フレイルの構成要素は身体的要素，精神的要素，社会的要素が考えられる。身体的要素の中にロコモティブシンドローム（運動器不安定症），あるいはサルコペニア（加齢性筋肉量減少症）などが含まれている。
>
> *2 サルコペニア
>   加齢による筋肉減弱現象をいう。サルコペニアの診断基準として，筋肉量の低下に加え，筋肉の低下，もしくは身体能力の低下がある場合をいう。栄養と運動が重要である。

エピソード 4 復活

　介護老人保健施設の退所後，以前と同様に訪問リハとデイサービスを再開しました。訪問リハは，日々の実践の確認であり，さちこさんの行動の保証を得るものでした。

　大きく変化したのは，デイサービスでした。それは，さちこさんにとって慣れた場所に変わったためでした。メンバーはさちこさんの復帰を喜んでくれ，本人は自分を待っていてくれた，受け入れてくれたことを実感しました。同じテーブルに着く仲間がいること，歩行訓練の最中に声をかけ，飲み物を用意してくれる仲間の存在を認識しました。作品づくりは片手なのでできないけれど，おしゃべりはできる。一生懸命リハをする姿を見せることができると，デイサービスに意味を置きました。そのため，行事にも参加するようにもなりました。デイサービスから帰ってから，次回の服をコーディネートして洋服ダンスにかけておくことも始めました。そうすると，同じ服を続けてきていく心配のないためです。

　もう1つの変化は，自分の体験や感じた思いを記録し教材にしてほしいということでした。自分の体験を思い出し語ることにより，リハスタッフのため，同じような病気や障害をもった人のため，そしてその子どものため，役に立つと考えたからです。障害をもったときに，どう感じたかを記録しておくことが，自分の社会参加・社会貢献のあり方と意味づけたのです。それがこの事例報告，さちこさんの物語につながりました。

　若く見られたいものの，老いた姿，病気や障害をもつ姿，それでも頑張る姿を示すことの重要性を認識しています。さちこさんは現在も，訪問リハの作業療法士に支えられ，デイサービスを楽しみにしています。

Part 3 「さちこさんの物語」のまとめ

　以上が，60代半ばで障害をもったさちこさんの物語です。さちこさんの語りを整理し，ナラティブ・スロープに示します（図3-11）。

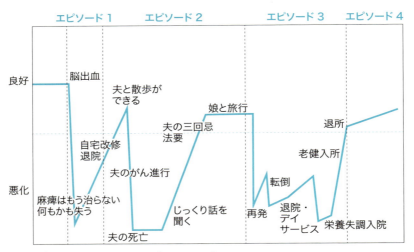

図3-11 | さちこさんのナラティブ・スロープ

　高齢期のクライエントの作業療法を展開するためには，複数の実践モデルが用いられています。急性期の時には図3-12に示す3つのモデルです。生体力学モデルは，障害と加齢による遂行の問題に使われていました。また，廃用性の予防にも重要な実践モデルであり，関節可動域，筋力，持久力の変化に影響を及ぼすために作業を用いることが，作業療法の視点になっていました。
　人間作業モデルでは，障害が高齢者にとって作業することの意味や機

能の状態にどのように影響しているのかを知り、大切な活動を続けるためにどのような支援を必要とするのかの提案がありました。そのため、全体的な作業療法の実践モデルとして用いられてきました。また、クライエントと作業療法士の関係構築が作業療法過程の一部であり、高齢者が作業に従事することに影響を及ぼすものでした。高齢者との関係づくり、作業療法士との交流や治療的雰囲気の利用は、高齢者を作業に参加することを支援し、強化することが期待できました。

これらの考えに基づき、実践の場ではPart 1で示した10の戦略が展開されていました。高齢者のもつ問題を整理し、アプローチする作業療法

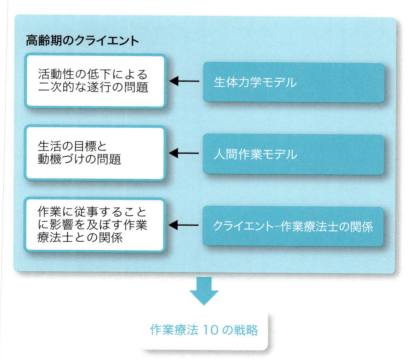

図3-12 急性期の実践モデル

の焦点は，作業でありクライエント中心の戦略の展開でした。

　高齢者とその家族，そして作業療法士とで作られる人生物語は，私たちを省察的専門家として成熟させてくれるものです。ぜひ素敵な物語をクライエントと協業してつくり出していただきたいものです。

　クライエントである高齢者と私たち作業療法士との間には，お互いが自ら学び成熟するための信頼があります。これからも，このような信頼できる交流により，老いや病気，そして障害によって生じる不条理に対抗していくことになるのでしょう。このようなともに生きていくための基盤を，高齢者に対する作業療法の実践の中で学ぶことができるのです。

文献

1) 平成27年版厚生労働省白書 http://www.mhlw.go.jp/wp/hakusyo/kousei/15/
2) 平成27年度版高齢社会白書（概要版）http://www8.cao.go.jp/kourei/whitepaper/w-2015/zenbun/27pdf_index.html
3) 村田和香：作業療法リーズニング．山田孝（編）：標準作業療法学　専門分野　作業療法研究法．第2版，pp.163-169，医学書院，2012．
4) 中村雄二郎：臨床の知とはなにか．岩波新書，1992．
5) 中村雄二郎：術語集．岩波新書，1984．
6) 村田和香：我が国における高齢障害者に対する作業療法．未発行版広島大学大学院医学系研究科博士論文，2004．
7) Taylor RR：Kielhofner's Model of Human Occupation：Theory and Application. 5th ed, LWW, 2017.
8) Schön DA：The reflective practitioner：how professionals think in action. Basic Books, 2008.
9) Boyt Schell BA：Professional Reasoning in Practice. Boyt Schell BA, Gillen G, Schaffa M：Willard & Spackman's Occupational Therapy. 12th ed, p.388, LWW, 2014.
10) Moorhead Linda：The Occupational History. Am J Occup Ther 23：329-334, 1969.
11) 山田孝（監訳），石井良和，長谷龍太郎（訳）：作業遂行歴面接第2版 使用者用手引 OPHI-II．日本作業行動学会，2003．
12) 村田和香，渡辺明日香：高齢障害者の活動遂行と健康意識について．高齢者問題研究 16：37-50，2000．
13) 山田孝（訳）：コミュニケーションと交流技能評価 使用者用手引 ACIS．日本作業行動学会，2000．
14) 山田孝（訳）：意志質問紙（VQ）改訂第4版 使用者用手引，日本作業行動学会，2009．
15) ロバート C スミス（著），山本和利（監訳）：エビデンスに基づいた患者中心の医療面接．診断と治療社，2003．
16) 小林法一：日常生活を構成する作業の意味に関する研究―義務的作業と願望的作業による日常生活の類型化―．広島大学大学院保健学研究科保健学専攻博士論文，2004．
17) 東野玄：高齢者の健康増進に寄与する将来展望プログラムの開発．北海道大学大学院保健科学院保健科学専攻修士論文，2013．
18) 宇多浩：身体と病いの経験―病いの体験の現象学的考察．帝京大学総合教育センター論集 Vol.1, pp.33-50，2010．
19) A. H. マズロー（著），小口忠彦（訳）：改訂新版　人間性の心理学．産業能率大学出版部，1987．
20) 山田孝：老人に対する感覚統合．日本感覚統合研究会編：感覚統合研究第7集，pp.139-183，協同医書，1990．
21) 中村隆一，佐直信彦（編）：入門リハビリテーション概論．第7版，医歯薬出版，2013．
22) 日本作業療法士協会：生活行為向上マネジメント　http://www.jaot.or.jp/science/MTDLP.html
23) 山田孝，石井良和（訳）：OSA-II作業に関する自己評価　改訂版第2版，日本作業行

動研究会,2004.
24) 高島理沙,村田和香,佐伯和子:脳卒中維持期における当事者の運動に関連した片麻痺経験の意味―解釈学的現象学の方法を用いて―. 作業療法30:602-611,2011.
25) 荒井秀典:フレイルの意義. 日本老年医学会雑誌51:497-501,2014.
26) 構成労働科学研究補助金(長寿科学総合研究事業)高齢者における加齢性筋肉減弱現象(サルコペニア)に関する予防対策確立のための包括的研究(代表　原田敦)　特別報告:サルコペニア:定義と診断に関する欧州関連学会のコンセンサス. http://www.jpn-geriat-soc.or.jp/info/topics/pdf/sarcopenia_EWGSOP_jpn-j-geriat2012.pdf

※11,13,14,23は日本作業行動学会で発行している評価法のマニュアルです。http://www.jsrob.org/

付録 ワークシートの使い方と記入例

私の作業療法：○○さんに対する作業療法分析シート（サンプル）

○年○月○日

[STEP 1] ○○さんの主な問題を3つ挙げ，利用する実践モデルを記入しましょう

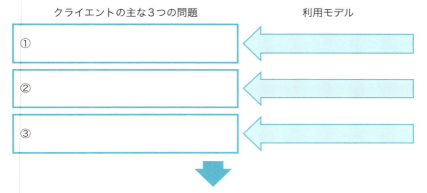

[STEP 2] 実践した作業療法の戦略に○をつけてみましょう

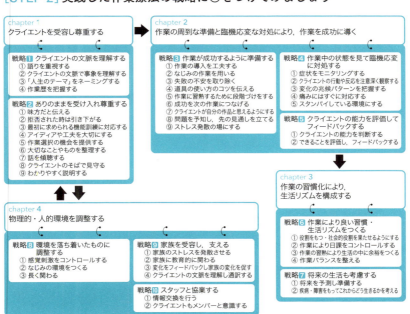

私の作業療法：○○さんの作業療法分析シート（使い方）

次の事例を読んで，ワークシート（サンプル）に実際に記入してみましょう。

すべては歩行の問題と思っていたアユミさんの事例

専業主婦だったアユミさん。子どもが独立してからは，お小遣い稼ぎに通販の受付業務のパート勤務を始めた。PC入力が主な仕事でお昼までの仕事。帰りに同僚とランチをとりお茶を飲むのが楽しみだった。お正月休みの時に右麻痺が出現，脳神経外科に入院し左脳出血が認められ保存治療となる。6か月後に退院し，同時にデイケアを開始した。

短下肢装具と杖を使って歩行は可能，ADLもほぼ自立。病院では家事動作訓練を実施してきた。しかし，心理面の弱さが身体面に大きく影響するため，心理的サポートが重要と病院からの情報であった。歩行訓練を強く希望していた。

初回のデイケアで，歩行訓練も実施することを保証し，担当は作業療法士となる了解を得る。基本動作，歩行状態を確認し，これからを考える情報を収集した。アユミさんは疲労しやすく，そのため，外を歩く自信がもてずすぐ座り込んでしまっていた。アユミさん自身は，何が問題かよくわからないが，すべては歩行できないことによると考えていた。主婦の役割に価値を置いていたが，移動の問題で，家事動作が満足の得られないものとなっていた。そこで，耐久性と移動能力の問題点についてさらに詳しく評価をすすめ，屋外歩行や買い物の実施を目標とすることで，デイケアをすすめた。不安を取り除くために，話を聞く時間を確保した。

[STEP 1]

　〇〇さんの主な問題を3つ挙げてください。その問題に取り組むための作業療法の実践モデルは何ですか。

　　例　耐久性の低下のために，頻繁に休息が必要
　　　　（生体力学モデル）
　　　　麻痺側全体に筋緊張が高く，肘の伸展と肩の運動遂行の制限がある
　　　　（運動コントロールモデル）
　　　　作業療法士も含めた治療スタッフに拒否的な態度を示す
　　　　（意図的関係モデル）
　　　　夢中になることのできる楽しみがない
　　　　（人間作業モデル）

[STEP 2]

　STEP 1で理解した〇〇さんに対し，どのような戦略を選びましたか？選んだものに〇をつけてください。どのような戦略が多く使われた実践でしたか，振り返ってみましょう。

私の作業療法：アユミさんに対する作業療法分析シート（記入例）

○年○月○日

[STEP 1] アユミさんの主な問題を3つ挙げ，利用する実践モデルを記入しましょう

クライエントの主な3つの問題	利用モデル
① 活動の長期制限により，耐久性が低下	生体力学モデル
② 価値を置く役割を果たすための作業遂行技能の問題	人間作業モデル
③ 作業従事を支援するための交流が少ない	意図的関係モデル

[STEP 2] 実践した作業療法の戦略に○をつけてみましょう

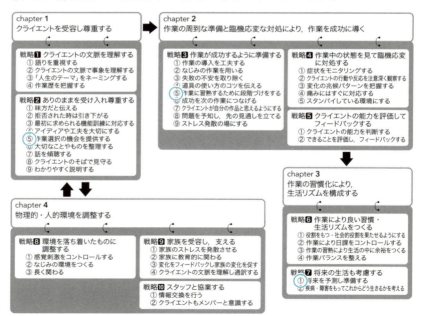

索引

欧

ACIS	48
ADL	27, 31, 139
collaboration	52
ICF	142
ICU	132
Maslow	
——の内面的欲求5段階	74
——の欲求5段階説	75
MTDLP	82
OPHI-II	20
OSA-II	85
VQの評価領域	49

あ

アプリ，役に立つ	123
意志質問紙	45, 49
痛み	46
隠喩	15
運動技能	140
栄養失調	149
栄養障害	151

か

介護老人保健施設	149, 152
回復期の作業療法	130
外来作業療法	139
家事活動	140
家族のストレス	76
語り	12, 18
感覚刺激	72
感覚統合アプローチ	72, 74
環境	141
——に対するクライエントの認識	85
環境調整の観点	71
機能訓練	26, 30
急性期	
——の作業療法	132
——の実践モデル	157
協業	16, 51, 52
クライエント	9, 11, 67, 91, 156
傾聴（する）	28, 30
健康の自覚	31
高血圧症	117
行動チェックシート	28, 32
交流技能	46
——の評価	48
高齢者のありのままを尊重して受容するための行動チェックシート	32
国際生活機能分類（ICF）	142
コミュニケーション	46, 48, 140

さ

作業	
——が成功するように準備するための確認シート	43
——の状況・情報を伝える	53
——の導入	36
——への従事	117, 121
——への挑戦	114
作業遂行歴面接	16, 20
作業選択	96
作業同一性	11, 18
作業場面の環境調整	110
作業バランス	59, 61

作業バランス自己診断	60, 62
作業有能性	11, 18
作業療法の経過	143
作業療法リーズニング	2, 5
作業歴	16, 20
——の聴取	143
時間的展望表	68
自宅での作業	139
社会貢献	57, 61
趣味的活動	140
受容的・共感的態度	28, 30
情報提供のコツ	53
将来展望プログラム	65, 68
将来予測	65
処理技能	140
人生のテーマ	15
身体機能の維持	101
遂行技能	59, 61
遂行能力	140
ストレス発散	42
ストレッチ	26, 46, 143
生活行為向上マネジメント(MTDLP)	82, 83
生活展望表	69
生活の満足	31
生活パターン	141
生体力学モデル	157

た

退院に向けた取り組み	138
対人交流技能	140
団塊の世代	1, 5
チームアプローチ	81, 83
治療プログラムの立案	142

次の作業への広がり	40, 42
デイケア	80
デイサービス	149

な

なじみの作業	37, 42
ナラティブ・スロープ	156
ナラティブ・リーズニング	12, 19
日常生活活動(ADL)	139
日常生活課題の小さな決定	27, 31
人間作業モデル	48, 157
人間と環境との相互作用	70, 74
認知症	54, 64
脳出血	149

は

パターン化	57, 61
バランス	57, 61
左麻痺	110, 114, 121, 130
文脈	11, 18
変形性膝関節症	50
訪問作業療法	139, 144
歩行の安定	143

ま

右麻痺	96
目標設定	142
モニタリング	44, 47
問題患者	21

や

- 役に立つアプリ……123
- 役割……16
- 病の体験……66, 67
- 腰椎症……101

ら

- リーズニング……2, 67
- ──の分類……19
- 立位バランス……143
- リラクゼーション……143
- 臨床の知……2, 5
- 老化の自覚……31